ハンセン病家族の絆

隔離の壁に引き裂かれても

福西征子

昭和堂

ハンセン病家族の絆

――隔離の壁に引き裂かれても

福西征子

先駆的に戦った曽我野一美さんの思い出に

はじめに

平成九年の秋のころ、藤崎康年夫人の八重子さん（仮名）が、「教えてもらいたいことがあるので、お目にかかりたい」と訪ねてきた。そのとき私たちが保養園のどこで会ったのか、朝だったのか、昼だったのか、私が何をしていたかなどは、記憶の底がすっぽり抜けて何も思い出せないが、八重子さんの振る舞いや言葉遣い、内巻きに梳かした髪、臙脂色のブラウスと紺のスカート、そして、少し踵の高い黒い靴を履いた出で立ちなどは、今でもはっきり覚えている。小柄で、色白の、目鼻立ちが整った愛くるしい秋田美人だった。

そのころ八重子さんは、保養園の藤崎兄弟（長男幹夫、三男康年、四男陸安）のなかで、ただ一人社会復帰していた康年さんとともに秋田に住んでいて、一ヶ月に一回か二回、保養園に顔を見せていた。その数年前の平成五、六年ごろは、保養園に居続けて、まだご存命だった実の母上の面倒を見ていた。葬儀や遠忌などがあると、お寺や教会の炊事の手伝いもしていたので、一緒に食事をする機会もあった。

「改まって訪ねてこられたのは、どうかされたんですか」と尋ねると、八重子さんは「先生にちょっと聞きたいことがあって」、と居ずまいを正した。

「私は、秋田で診てもらっている主治医の先生から肝臓癌だと言われています。若いころからC型肝炎に罹っていて、いつか癌になるかもしれないと言われていました。どこで肝炎に罹ったかは解りません。ハンセン病の治療を始めたころ、ひどい神経痛で痛み止めの注射を何度も打ちました。それが悪かったのかもしれません。

妊娠すると体調が悪化すると言われたので、主人（の康年）と相談して子どもは作りませんでした。今さら肝臓癌だと言われても驚きませんが、今日、先生に会いにきたのは、聞きたいことがあったからです。先生にとっては大したことではないかもしれませんが、私には大事なことなので、どうか教えて下さい。

私の身体のどこかに、私がハンセン病だったことが解る印が残っていますか。もし、そういう印が残っているなら教えてください。多分、もうじき私は病院に入院しなくてはならないと思います。そのときは秋田の家の近くの病院に入院するつもりですが、もし、その病院のお医者さんや看護師さんに、私がハンセン病だったことが解ると困るんです。少しでもそういう噂が広まると、家族に迷惑がかかるんです」。

予防法が廃止される前年の平成七年に亡くなった八重子さんの母上の後遺症は軽かった。その母と同じく、娘の八重子さんもまた後遺症は目立たなかった。そのことは八重子さん自身がよく承知しているはずで、それでもなお確認しなければ気が済まないということは、心のなかに大きな不安を抱えていたのだろう。

どのように返事をしたものかとその真剣さにたじろぎながら、「ハンセン病だったことが解るような印などはありませんし、もし仮にあったとしても、それを問題にしたり揶揄したりする病院があったら、それこそ社会的な問題になるでしょう」と答えた。すると八重子さんは少し落ち着きを取り戻し、また、納得もしてくれたように見えた。しかしまだ「家族に迷惑をかけるかもしれない」、という思いが吹り切れた顔ではなかった。

すでに、らい予防法は平成八年に廃止されていて、社会復帰者であろうと、療養所入所者であろうと、一般病院に入院することに何の支障もないはずだった。青森県の大学病院、県立や市立病院などでは、予防法廃止以前の平成五、六年ごろから保養園入所者の受け入れが軌道に乗っていて、入所者と一般の市民が同室することもあった。

そういう近況を説明し、「もし八重子さんがそれでよければ、秋田の病院ではなく、保養園で療養してはどうか。そうすれば病状が悪化したときはすぐ県立病院へ転院できるし、入院費用も園負担になるが……」と勧めてみた。しかし八重子さんには別の思いがあり、肯いてはもらえなかった。

「先生、こういうときのために少しずつ貯金してきたお金が六百万円ほどあるので、お金の心配はしなくてよいんです。それよりも、先生も、秋田にはハンセン病に対する偏見や差別がまだ根深く残っているのはご存知だと思いますが、私の兄弟は、母や私がハンセン病だったことを世間で蒸し返されるのを、とても嫌がっているんです。

二年前に母が保養園で亡くなったとき、実家や親戚は、死亡診断書のなかに保養園の名前が出ているのではないかと気を揉んでいました。もちろん亡くなった母を悼む気持ちはありましたが、でも、そっちの心配の方が先だったと思います。

とくに、二番目の兄には子どもがいて、その子たちに私と母がハンセン病だったことを知られたくないんです。その他にも、私たちがハンセン病だったために結婚できなかったり婚期が遅れたりしている親戚がいて、母も私も肩身が狭い思いをしてきました。ですから、これ以上兄弟や親戚に余計な迷惑をかけないように、私は保養園には帰らず、秋田の自宅の近くの病院にお世話になろうと思っています。

家の近くの病院なら不自然じゃありませんが、青森の病院に入院したりしたら、何をわざわざそんな遠くの病院に入院したのかと言われるに決まっています」と、八重子さんは一途に言い張った。そのあと、その昔のハンセン病の偏見や差別の話などをしてから、「お話を聞いてもらって少し気持ちが落ち着きました。ありがとうございました」、と丁寧に礼を言って八重子さんは帰っていった。それが八重子さんを見た最後になった。それから一年ほどして、八重子さんが秋田の入院先の病院で亡くなったことを陸安さんから聞いた。享年五九歳だった。

最後に会ったときの八重子さんとの会話は、今でも一部始終憶えていて忘れたことはない。長く療養所に勤めると、ハンセン病になったということのために、嘆き悲しまれたにしろ、疎まれたにしろ、隔絶されてしまった家族に対する純化された思いを、あの人も、この人も、胸に抱いているのだということを感じるようになる。そういうなかにあったせいか、最期まで八重子さんが思い続けていたであろう、彼女の「家族」というものの存在がずっと心に残り、気になっていた。

八重子さんが亡くなって二十年の歳月が流れた。いつか八重子さんが気にかけていた「家族」について、近親者から詳しい聞き取りをさせてもらいたいものだと思いつつ、平成二十四年十二月に私は保養園を辞職し、京都の自宅に戻った。

それから三年ほど経って、思い切って八重子さんのご主人の藤崎康年さんに、これまでの経緯を話してお会いしたい旨を伝えたところ、平成二十七年十一月に秋田でお目にかかることができた。さらに、その翌年の夏（平成二十八年八月）に藤崎幹夫さんから、そして、その冬の初め（平成二十八年十一月）には藤崎陸安さんから、じかにお話を聴くことができた。

すなわち、本書は、六人（父母と四人の息子）のうち、四人（母と三人の息子）がハンセン病を発病した或る家族について、三人の息子の人生を三つ重ねにした聴き取りを書き留めたものである。八重子さん、陸安夫人の泰子さん、藤崎兄弟と八重子さんの両御母堂はすでに他界され、また、幹夫さんの夫人は病棟に入院されていて、お話を伺うことができなかった。

当初は八重子さんの話を軸にして、家族について語ってもらうつもりだった。しかし、予防法廃止から基本法施行までの時代を生き抜いた三人兄弟の男目線の話はそれだけでは済まず、それらの時代の証言のようなものになった。これは筆者にとって望外にありがたいことだった。

それにしても、ハンセン病回復者と言われる人々、その家族、そしてそれらに連なる人々（実家や親戚）の苦悩は深く、いつ果てるともない。

平成の時代のはじめにらい予防法の廃止に関する法律（平成八年、廃止法）が公布され、その後、熊本地裁判決があり、ハンセン病問題の解決の促進に関する法律（平成二十年、基本法）（資料Ⅰ）が施行されるなど、ハンセン病に関する法的な世界は目まぐるしく変わった。

しかし人々の意識は、法律が変わったほどには変わっていない。長い間苦しんできた柵がなくなり、ハンセン病に対する世間の空気が和らいだからといって、自らの心を開いて痼りを取り除いて自由な境地になることは容易ではない。

平成三十年二月十五日記

追記

本書をまとめるにあたって、藤崎幹夫さん、藤崎康年さん、藤崎陸安さんから、本名を明らかにしてよいというお許しをいただいた。三人とも、「一生を家族や親戚に気を遣って生きてきた。予防法がなくなり、熊本地裁判決があった今このとき、本名を名乗って悪いことがあるだろうか」という考えだった。ご厚意に感謝申し上げて、お名前を明記させていただいた。

また本書では、可能なかぎり、「らい」を「ハンセン病」に置き換えた。「治らい薬」「無らい県運動」「らい予防法」など、用語として「ハンセン病」に置き換えできないものは、そのまま「らい」を用いた。

目次

社会復帰者として生き抜いた人生

「自分を信じて生きたこれまでの人生に悔いはない」

語り　藤崎康年さん

引き裂かれた家族

私は四人兄弟の三男で、昭和十四（一九三九）年に生まれた。物心がついたころから、母は手や足の皮膚に火膨れを作っていた。父が、「どうした」、と聞いても、いつも何でもないように答えていた。指も曲がっていたが、家事には影響がないようだった。毎日、父と私たち兄弟のために忙しく立ち働く母の姿を、普通とは違うと思ったことはなかった。

火膨れは、炊事の最中に湯を零したり、熱いヤカンや鍋の取っ手に触れたりしてできた火傷だと軽く考えていた。私はまだ子どもで、すでに母の皮膚感覚がなくなっていたことなど思ってもみなかった。

母がハンセン病に罹っているのではないかと初めて気づいたのは、昭和二十二（一九四七）年、私が八歳のときだった。父は、母の病気のことを知っていたと思うが、何も言わず、何もしなかった。もし母がハンセン病だということが表立ってしまうと、私たち母子を引き離さなければならず、また、それ以上に、実家や親戚との関係が難しくなることを心配していたような気がする。とにかく、指が曲がったり火傷を繰り返したりしても、母の日常生活に支障はなく、家内に隠っている分には近所の人が騒ぎ立てることもなかった。

ところが昭和二十六（一九五一）年になって、母が手足が痛いと言い出し、同じころ、私も右足が痛んだ。そこで他の兄弟に知られないように、母と私と二人で秋田県立中央病院を受診した。母の病気はハンセン病かもしれないと覚悟をしていたが、私もまた同病だと知らされたとき時は胸が切り裂かれるような思いをした。私はまだ十二歳で、（らい予防法という）法律のことは知らなかったが、ハンセン病になったらただでは済まないことは理解していた。

その後、家族全員が検診を受けた結果、父と一番上の兄（以下、長兄と記す）の幹夫、そして二番目の兄（以下、次兄と記す）の三人は健康だが、母と私と弟（以下、弟または末弟と記す）の陸安の三人がハンセン病を発病していると診断された。それ以後、繰り返し、保健所が母と私と弟の三人を、青森の松丘保養園[1]に入所させるように言ってきた。

私自身も、保養園に入所すればハンセン病が治る薬を貰えるが、入所しなければ貰えない、薬を飲めばハンセン病は治るが、飲まないと治らない、だから早く保養園に入所するようにと説得された。父母に言われたわけではないが、長兄と次兄には、私がハンセン病だということを知られないように用心していた。弟はまだ幼くて何も解っていなかった。隣近所の手前もあり、私たち母子がグズグズと家に居残っているのは具合が悪かったはずだが、父は、保養園行きを無理強いするようなことはしなかった。

昭和二十七（一九五二）年、ようやく準備が整って保養園に入所することになった。母と私たち兄弟二人は、二人の兄が学校に行って留守の間に家を出た。事情を察した隣のおばさんが付き添ってくれた。秋田駅のホームには、ハンセン病患者専用の青森行き「お召し列車」[2]が待っていた。事情をのみこめていない弟は、「初めて汽車に乗る」と言って、はしゃいでいた。青森駅には保養園の車が迎えにきていた。

父は、私たち三人と同行しなかった。私たち三人を青森まで送り届けたいと思ったにしても、母が去ったその日から、家に残った兄二人の面倒は父が見るしかなかったから、家を離れることはできなかった。まずもって、その当日、学校から帰宅した兄たちに、なぜ私たちがいなくなったかを説明する必要があった。父にとっては辛い役目だった。

あとで聞いた話では、兄二人、とくに長兄は、それまで一緒だった母と弟二人から強引に引き裂かれることになった顛末をすぐには信じられず、その後しばらく混乱していたという。それまで勉強（兄は勉強が良くできた）と部活の野球に明け暮れていた高校生の長兄にしてみれば、私たちとの突然の別離を平静に受け止めることができなかったのだろう。

保養園の生活

私たち親子三人は、昭和二十七（一九五二）年に国立療養所松丘保養園に入所した。療養所へ入所しなければ、治療、とくにプロミンやダプソン（ＤＤＳ）などの治らい薬による化学療法は受けられなかったため、事実上の強制隔離だった。入所当時、私は十二歳で、私たち母子三人が置かれた立場は十分理解していたつもりだった。

しかし、保養園での生活は、父母と兄弟四人が一緒だった秋田の平穏な日常からは想像もつかない別世界だった。

昭和二十七年から二十八（一九五三）年にかけて、全国国立十三ハンセン病療養所[3]では、全患協[4]による第一次予防法闘争[5]が山場を迎えて騒然となっていた。保養園もまた入所者がデモ行進やハンストなどをしていたはずだが、私は格別なことは何も覚えていない。右も左も解らないまま放り込まれた保養園のなかで、私は、自分の身体一つを処することに精一杯だった。

保養園に入所したその日に、私たち兄弟は母から離され、母は一般寮へ、私たち兄弟は子供舎に入れられた。園に着くなり、弟の陸安はずっと大声で泣き続けていたが、私にはどうすることもできなかった。私自身が、耳朶のない人や手足が不自由な人々を目にして、怯えていた。あとになって、「あの兄弟は、母親の手に引かれて入ってきた」とよく言われたが、幼い弟の姿はその通りだったと思う。

はじめのころ、保養園の生活は大変だった。まず、母親から離され、子どもたちだけの生活に慣れなければならなかった。また、食べ物がまずかった。なぜこんなものを食べなければならないのかと、悲しく、苦しかった。とんでもない世界へ来てしまったと思ったが、ここから逃げ出すことができないのは解っていて、毎日が不安だった。ただ、同じ境遇の子どもたちと一緒だったことが、いくらか私の気持ちを落ち着かせてくれた。私は、「大丈夫だ、大丈夫だ」と自分自身に言い聞かせていた。

その頃の保養園界隈は極寒の豪雪地帯だったが、秋田育ちの私は苦にならなかった。冬、しもやけやあかぎれができても、そんなものだと思っていた。北海道や岩手、山形、福島出身の子どもたちも、それは同じだっただろう。昔は今より寒く、雪の量も多かったが、皆、吹雪や山嵐、氷や氷柱には慣れていた。

集団生活に馴染む間もなく、すぐ、プロミン注射を受けるようになった。当時（昭和二十七年）は、ハンセン病の治療が軌道に乗りつつあったころで、入所患者すべてが、プロミンやＤＤＳの治療を受けていた。私は、昭和二十七（一九五二）年から十三年間、医師から言われた通りにＤＤＳ内服を続けた。長島愛生園の邑久高校定時制過程新良田《にいらだ》教室[6]（以下、新良田教室と略す）に進学してからも内服は怠らなかった。新良田を卒業して三年後、保養園の医師（園長）に、「薬を止めても大丈夫だろう」、と言われるまで飲み続けた。そのせいか、一度もハンセン病を再発したことがない。

子どものころから、再発すると、一から治療を受け直さなければならず、また、後遺症が悪化しやすいことを直に目にしていたので、いつも身体の調子には気をつけていた。出された食べ物は何でも食べ、身体を清潔に保つために毎日風呂に入り、酒にもタバコにも近寄らないようにした。勧められても酒は飲まなかった。

毎日、できるだけ早く寝て、睡眠時間を稼ぐようにした。身体が弱ると再発しやすいことは、誰に教えられるでもなく解っていたので、いつも自分なりに考えて体調を崩さないように要心した。

子供舎には、一部屋に三人か四人、あわせて二十人くらいの同じような境遇の子どもたちが住んでいた。子どもも大人も三度の食事は同じものだったが、子どもたちはそれだけではなく、リンゴ、パイナップルや桃の缶詰、甘い饅頭などのおやつを貰っていた。

洋服は、どこからか、それぞれに合うものが出てきて、着るものがなくて困るということはなかった。粗末なものだったが、冬でも暖かく眠れる布団が用意されていた。暖房は薪を使ったストーブで、薪は充分あった。親元を離れている子どもたちのために、いつも大人たちが気を遣ってくれていた。慣れてくると、思いがけない楽しいこともあった。

保養園に入所したとき、私は小学校六年だった。小学生の教室は学年別ではなく、一年生から六年生まで同じ部屋で勉強していた。各学年の教科書は揃っていたが、秋田の小学校と較べると勉強の内容は拍子抜けするほど簡単だった。先生は二人いて、一人は高等小学校を出たハンセン病回復者、もう一人は、前島先生という健常の人だった。

小学校を卒業したあとは、保養園のなかにあった中学校に進学した。保養園の子どもは、保養園の外にある中学校に行く自由はなかった。中学校も一年生から三年生まで同室だった。

中学校の三年間は、進んで熱心に勉強するというほどではなかったが、教室で教わる勉強をしているだけで教科書の内容は全部理解できた。ただ、勉強以外にもしなければならないことがたくさんあり、暇を持て余すことはなかった。

朝風呂（子どもたちの入浴は朝と決められていた）に入り、御飯とおやつを食べ、教室を掃除し、ハンセン病の薬を飲み、身繕いをしていると、すぐ消灯時間になった。誰に頼るでもなく、自分のことは自分でしなければならなかったので、みんな忙しくしていた。子ども同士で揉めごとを起こすことは滅多になかった。

中学校を卒業して二年ほどブラブラしていたところ、推薦してくれる人がいて、新良田教室に進学することになった。岡山県の長島愛生園に設けられた新良田教室は、ハンセン病療養所に入所している子弟のための唯一の高校だった。

私自身、いつも心のなかで、もっと勉強したい、もっと上の学校へ行きたい、そのためには新良田へ行くしかないと思っていたので、躊躇せず進学することを決めた。その当時、母は、実の父とは離婚して、保養園のなかで別の男性と再婚しており、また、一緒に保養園に入所した弟はすでに中学生になっていて、私が新良田へ進学しても問題はなかった。

保養園から新良田教室への進学は、前の年に一期生として入学した人が一人いて、私は二人目だった。新良田教室へ入学するためには長島愛生園に転園する必要があったが、そういう手続きは人に任せて、後先のことなど考えずに身のまわりの品物一式を持って出発することにした。出かけるときは、園長先生はじめ保養園の人たちが広場に集まって見送ってくれた。餞別をくれる人もいたが、特別な学資は持たなかった。

いま思うと、ずいぶん楽天的で、無鉄砲で、怖いもの知らずだった。しかし保養園に留まっていては自分の人生は行き止まりだ、自分自身の人生を切り開くには、目の前に用意されたチャンスを掴んで前に進まなければどうにもならないという漠然とした思いがあった。保養園の外に出ることは、保養園に入所させられたときと同じくらい不安が募ったが、その不安を乗り越えなければならないと自分自身に言い聞かせた。

邑久高校定時制課程「新良田教室」

ハンセン病を回復した子どもたちの高校教育は、全国に一校だけ、昭和三十（一九五五）年に開校した長島愛生園の邑久高校定時制課程新良田教室で行われていた。

私は昭和三十一（一九五六）年、十七歳で新良田教室に入学した。青森から岡山までの移動は、お召し列車（ハンセン病専用の客病車）だった。当時は、療養所の入所者が列車で移動するときは、発駅から着駅までお召し列車を使用することが定められており、それは新良田教室へ入学する生徒も同じだった。

私は第二期生で、級友は三十人だった。三十人すべてがハンセン病がいつ再発するかもしれないという思いと向き合いながらの勉学で、その点、普通の高校とは違う真剣さがあり、勉強をさぼるような級友はいなかった。ハンセン病だったために社会から隔離されている現実が未来を見えにくくしていたが、とりあえず目下の勉強を怠らないことが大事だった。

私が入学したころは、生徒たちが教員室に入ることは禁じられていて、先生に用事があるときは、教員室の外に置かれたベルを鳴らして先生を呼び出すことになっていた（ベル制）。

先生たちは白衣を着て、授業中もマスクを外さず、じかに私たちと接触することを避けていた。私たちが触ったテスト用紙は消毒液に浸しているという噂だった。教室の掃除は、床や窓、扉、机や椅子、黒板など、すべて生徒たちがやっていた。

入学して一～二年してから、マスクをしない先生が増えたが、それが、生徒たちからハンセン病はうつらないと理解したことによるのか、それとも、生徒たちの前でマスクをすべきではないという教育上の理念によるものだったのか、私には解らない。

その当時から、生徒たちに対する教師たちの接し方がいろいろ言われていたが、保養園の職員の重装備の予防衣姿を見慣れていた私には、先生方の白衣姿やマスクに特別な違和感はなかった。

教員室への出入りが自由になったのは昭和四十（一九六五）年代の末だったと聞いたが、そんなものかと思った。そういうことにはボンヤリしていた。むしろ、先生たちが、ハンセン病が怖い病気だと考えているのなら、ちょっとやそっと押したくらいで、予防衣の着用やベル制がなくなったりするはずがないという冷めた思いがあった。

新良田教室の授業のレベルは普通だったのではないかと思う。私は、英語以外は難しいと思った科目はなかった。英語だけは勉強してもなかなか解らなかった。そもそも小学校六年から中学三年まで学んだ保養園の学校では、英語の授業がなかった。そのため、英単語や文法に対する基礎知識がなく、ゼロから丸暗記して勉強しなければならなかった。教室で先生から教わる型通りの範囲は理解できたが、応用力がなく、英会話などはまったく身につかなかった。ただ、英語以外の科目は、余裕を持って勉強することができた。

新良田に四年在学していて、勉強が嫌になったことはなかった。保養園が懐かしかったことは一度ならずあったが、高校生活は楽しかった。勉強が解らなくて困っている級友もいたが、解らない人は解らないなりにいろいろ工夫して努力していた。皆、一生懸命だった。

健康にも気を遣った。三度の食事は、愛生園の給食で作ったものが配食されたが、保養園の食事より美味しかったので文句はなかった。新良田の勉強のせいで病気を再発したなどと言われないように、いつも残さず食べるようにしていた。

世間から隔絶された学校生活のなかで、三十人の級友たちはそれぞれ親密な交友があった。私たちは毎日の勉強が私たちの未来につながるという可能性を信じようとしていた。

ただ、新良田教室の生徒といえども、らい予防法によって強制隔離された存在に変わりはなく、普段は愛生園の外に出ることは禁じられていて、昭和五十年ごろまで学校の行事としての修学旅行も行われていなかった。しかし、学校に申し出をすると、個人的な外出が許されることがあった。

私は許可を貰って、在学中に二回外出することができた。一回は、三人で九州出身の新良田の級友の実家へ、もう一回は、二人で鳥取出身の新良田の級友の実家へ出かけた。双方とも一週間がかりの長い旅行だったが、どちらの家族も一生の思い出になるほど私たちを大事に扱ってくれた。

旅行代金は自分の生活費を倹約して貯めた。そのころ、私たちの毎月の給与金は五百円だった。一ヶ月に五十円（実際はもっと貯金していた）貯金すると、一年で六百円貯まった。

一回の旅行に五百円かかったが、バスや汽車に乗っての旅行は単に面白いというだけでなく、今生きている世界を実感しているという刺激的な思いがあり、無駄遣いだとは思わなかった。むしろ、学校から許可がおりれば、もっともっと旅行をしてみたいと思った。

外出中、人の視線はあまり気にならなかった。子どものころの経験から、ハンセン病に対する偏見や差別があることは解っていたが、それを忘れるほど好奇心や楽しさに気をとられていた。

新良田の先生たちは、私たちを、「家族から引き離され、いつ病気が再発するかもしれないハンセン病というハンディを持った子どもたち」と見ていたように思う。そのせいか、教育熱心ではあったが、一面、厳しさに欠けるところがあり、私自身は「甘やかさないで指導してほしい」と、もどかしい思いをすることもあった。

秋田の父は一度も会いに来なかった。そのころは、秋田から岡山までの旅は二日も三日もかかり、金もかかった。よほど余裕のある家庭でないと新良田まで来れないことは解っていた。父は、手元に残った兄たちの面倒を見るのに精一杯だと思っていたので、面会に来ないことを不満に思ったり恨んだりはしなかった。そんな甘えたことを言える筋合いではなかった。

再びの保養園

昭和三十五（一九六〇）年に新良田教室を卒業して保養園へ帰った。高校を卒業後、大学へ進学する級友もいたが、私は、父の仕送りが期待できなかった。いくばくかの学資を出してもらい、不足分をアルバイトで稼いで大学に行くという方法もあったが、再婚した父の家庭の事情を考えるとそれも躊躇われた。ともかく、私には何が何でも大学に行きたいという気持ちはなかったので、とりあえず、治らい薬のＤＤＳ内服を続けるために保養園に帰ることにした。

四年ぶりに帰った保養園は、いくらか職員が増えていて、入所者がしていた園内作業の負担は軽くなっていた。私はすることもなく毎日ブラブラしていた。しばらくすると、友人や、保養園の園長がしきりに社会復帰[8]を勧めるようになった。保養園を退園し、社会に出て自立すべきだというのだ。

すでに、昭和三十一（一九五六）年には軽快退所決定準則が[9]（国によって）定められていて、ハンセン病が治癒したと認められた者は、（療養所から）社会に出て働いてもよいことになっていた。昭和三十八（一九六三）年に、私のハンセン病は治癒したと判定され、ＤＤＳは内服しなくてもよいことになった。後遺症も軽症で、目立たなかった。

再婚した母は療養所で元気にしていた。弟は新良田教室の五期生として長島愛生園に移っていた。他の人から見れば、新良田の卒業生で、若く、未婚の私は、社会復帰する条件が揃っているように見えたのだろう。

しかし、すぐには決心がつかなかった。社会復帰した後、どのようにして身を立てるか見当がつかなかった上に、当時はまだ、（ハンセン病の）新発症者の入所が後を絶たず、外の世界で生きることは難しいという思いがあった。

その一方で、社会復帰する人を見送った後はいつも、「このまま保養園に残っていて、どうする」と懐疑的な気持ちになり、「いつまでもこうしてはいられない。早く自分も外の世界に出たい」、と焦った。社会復帰者の数が多いとか少ないとかの問題ではなかった。実際、保養園からの社会復帰者は、年に十人にも満たなかった。

そのころの社会には、今とは較べものにならないハンセン病に対する激しい偏見や差別があることも解っていたが、時が経つにつれて、「とにかく社会復帰したい。このまま療養所にいても仕方がない。

偏見や差別があっても外の世界に出たい」と、一途に思うようになった。

写真屋を生業《なりわい》にしていた母の再婚相手は気持ちの優しい人で、母や義理の息子の私たち兄弟を大事にしてくれた。母はこの人に任せれば良いと思った。弟のことはあまり心配しなかった。私自身がそうしたように、弟の人生は弟自らが切り開いていくべきだと思った。

また、私が新良田教室を卒業する直前の昭和三十五（一九六〇）年に、ハンセン病を発病した長兄が保養園に入所したが、すでに二十三歳になっていて、私の助けが必要な年ではなかった。

それやこれや、ハンセン病療養所で家族の心配をし始めたら身動きがとれなくなることは解りきっていた。社会復帰するためには何ものにも煩わされない強い思いを持ち続けることが必要だった。

母は心の底では私がそばを離れることを望んでいなかったと思うが、私の決心を知った後は、引き止めるようなことは一言も言わなかった。保養園に留まれば、今、狭い園のなかで目にしている現実以上の未来はなく、そういう行き止まりの人生を息子に押しつけることはできないと思ったのだろう。

社会復帰

やっと決心がついて、昭和四十（一九六五）年、二十六歳のときに保養園を出て社会復帰した。園は、社会復帰を勧めはしても、就職先の紹介や一時金の支給などの援助はいっさいしてくれず、万事、本人が自分の縁故を頼るしかなかった。私が他の人より恵まれていたのは、秋田の実の父が身元引受人になってくれたことだった。父は子連れの女性と再婚していたが、できるかぎりの援助をしてくれた。社会復帰は自分一人で孤軍奮闘するしかないと思っていたので、父が応援してくれたことは励みになった。

そのころは高度成長期で職はいっぱいあったが、鉄工所に勤めていた父のつてで鋳物の型どりをする木型屋に住み込の働き口を紹介された。探せば他の仕事があったかもしれないが、縁があったその仕事をやってみようと思った。そこに勤めれば、父が住んでいる同じ秋田で働けるという安心感があった。

木型屋の仕事は真面目にやった。自分を信じて、気持ちを強くして、いつか一人前の木型屋として自立することを目標に、雑用や木型の手ほどきなど、親方の言うことを一生懸命聞いて毎日惜しみなく働いた。

木型屋に勤めて五年ほどして持病の蓄膿症が悪化した。今もそうだが、そのころの社会復帰者は健康保険に加入していなかった。そのため、病気になったときは、ハンセン病の既往を知っている医師に診てもらうにしても、または、何も事情を知らない一般の医療機関を受診するにしても、医療費は自費払いだった。しかし、ハンセン病療養所に行けば無料で診てもらうことができた。

当時の私には、もちろん、治療費を払う余裕がなかった。だがそれ以上に、私の病歴を知らない医師を受診する勇気がなかった。万が一、ハンセン病の既往がバレたらどうしようという思いもあった。蓄膿症くらいのことで父を頼る気はなかった。

よくよく考えて、青森の松丘保養園で診てもらおうと決め、親方に休暇を取らせてくれと頼んだところ、「どこへ、何をしに行くのか」としつこく聞かれた。仕方なく、保養園に入所していたこれまでの経緯と、ハンセン病は治っていること、新良田教室を卒業して社会復帰したことなどを説明し、今回は、蓄膿症の治療のために保養園に行くつもりだと話した。

昭和四十（一九六五）年代には新発患者は減っていたが、ハンセン病は不治の恐ろしい伝染病だという昔ながらの間違った考え（偏見）に基づいた、ハンセン病患者を恐れる風潮が根強く残っていた。私の後遺症は、軽い右眼瞼下垂と、両手の小指と両下腿の外側部に知覚麻痺があるだけだったから、いつ自分の境遇がバレるかという切羽つまった恐怖感はなかった。それでも高校時代のように無邪気ではいられず、人の視線が気になった。心のなかに自分自身に対する偏見と引け目があった。親戚のなかには、そのわずかな後遺症のために私の出入りを嫌う者もいた。

保養園受診について親方夫婦は理解してくれたと思っていたが、治療を終えて秋田に帰ってみると態度が変わっていた。三度の食事はこれまで通りでよいが、風呂は一番最後に入ることになった。また、それまで住み込みだったが、アパートへ移ってくれと言われた。私の給料ではアパート代が払えないので間借りをしたが、大家には自分の経歴は話さなかった。話していたら部屋は借りられなかったと思う。

その後、さらに五年間、あわせて十年間働いた後、木型屋を辞めた。辞めた理由は、親方夫婦とうまく行かなくなったからではない。当初は親方夫婦の仕打ちが悔しくて眠れない夜もあったが、頭を冷やして考えると、住み込みでなくなっただけで、風呂も、三度の食事も面倒を見てくれ、もちろん仕事もこれまで通りさせてくれた（私がいなくなると、たちまち人手不足になると思ったのかもしれないが）。恨む筋合いではなかった。

子どもに病気がうつることを心配する親方の気持ちは無理もないことで、私が親方の立場だったら同じことをしたかもしれないと思ったりもした。もし、風呂には入れない、食事は自分で作れ、仕事を辞めろ、などと言われたら、私は困り果てて途方にくれただろう。

木型屋を辞めることにした理由は、自分の将来を木型屋という職業に託して働き続けても、親方から独立できないと思ったからだ。そのころすでに手仕事の木型屋は先細りで手詰まりになっていて、将来性がなかった。また、私の小指の知覚麻痺のせいか、いくら努力しても細かな技術が身につかず、親方のような職人芸を極めるのは難しかった。

木型屋を辞めた後は無職のまま仕事探しをし、半年後に神奈川県川崎にあった日産車体の工員として就職した。給料は木型屋時代の三倍ほどあった。仕事は、与えられた部品の組み立てをする文字通りの流れ作業で、朝から晩まで黙々と働いて間違いがなければそれでよい、という職場だった。毎日、仕事をするために工場へ行き、終わると会社の寮へ帰って休むという単調な日々が続いた。酒も飲まず、煙草ものまず、出不精な私は、だんだん精神的にも肉体的にも疲れが溜まっていった。また、川崎は秋田から遠く、たまの休みに訪ねていた父や友人と会えなくなかったことも辛かった。

もともと木型屋を辞めたのは、一生かけて働ける職場を探したかったからで、高い給料を貰いたいからではなかった。また、まだ養うべき妻子もない私には、自分の肌に合わない仕事を続ける必要はなかった。それで日産車体の会社は一年間で退職し、秋田に戻った。

辞めてからしばらく父の家に居候をして職探しをした。父は文句らしいことも言わず、義理の母も辛抱してくれたが、無職で先の見通しの立たない息子を預かるのは大変だったと思う。

ある日、秋田市の広報で、清掃局が運転手を募集していることを知り、それまでの職歴を詳しく書いた履歴書を提出して応募した。しばらくして採用の通知があったときは、これで見知らぬ町に働きに行かなくても済むと思った。運転免許は秋田に帰ってすぐ取得していた。

それから二十五年間、清掃局で公務員として働いた。運転手の仕事は性にあっていて、上司や同僚との付き合いも苦にならなかった。また、後輩の面倒を見たり、仕事の工夫をしたり、いろいろと生きがいもあった。社会復帰後十年経って、初めて落ち着いて働ける職場に巡りあい、この職場なら務まる、働き続けことができると思った。

結婚

　私たち母子三人が保養園に入所した翌年の昭和二十八（一九五三）年に、同郷の秋田出身の母娘が入所してきた。先に母親が、その後しばらくして娘が入所した。母娘ともに色白の瓜実顔で、とくに娘の方は、いかにも秋田の若々しい女性という風貌が美しかった。二人とも、入所後に受けた治療の経過は良好で、追って療養所の生活にも慣れたようだった。

　しかし男手のない女二人の生活は何かと不自由だったのか、秋田出身の者がよく面倒を見ていた。私も、同郷の二歳年上というその娘に淡い親しみを感じたが、当時、まだ十四歳でしかなく、話をしようにも、また、力になろうにも、どうにもならず、とくに新良田教室進学を考え始めてからは、遠くから眺めているのが精一杯だった。新良田教室を卒業して保養園に帰ってからも、身の振り方が決まらないうちは近づくのが憚られた。

　昭和四十（一九六五）年、社会復帰生活が身についてきたころから、ようやく将来結婚することを前提にした真面目な付き合いをするようになった。ただ、その娘の家族の手前、私の身が立たないうちは結婚を申し込むことができなかった。正式に結婚したのは、秋田の清掃局に就職して安定した収入が約束されるようになった昭和五十二年で、私は三十八歳、妻は四十歳になっていた。

結婚式は挙げなかった。母や義父、そして妻の母も、私たち二人がそれでよいなら敢えて結婚式をしなくともよいという考えだった。結婚式を挙げれば披露宴をしなければならず、親戚同士の付き合いが面倒だった。

結婚に際して断種手術は受けなかった。私は国からの経済的援助はいっさい受けていない完全社会復帰者だったから、保養園は私に断種を迫ることはなかった。ただ、子どもは作らないつもりだった。結婚したころから妻はC型肝炎のために肝臓を悪くしており、妊娠するとさらに健康状態が悪化するのではないかと心配だった。

一方、私が完全社会復帰をしたのは、国からの援助などを期待していては自立した生活を築くことなどできないと考えたからだった。しかし、病身の妻に私と同じ境遇を求めるのは酷なことだった。そのせいもあり、妻の保養園籍は抜かず、秋田に長期外出（一時帰省）していることにしてもらった。

そうしておけば秋田で私と一緒に生活している間も保養園に自分の部屋を持つことができ、健康を害したときなどは、すぐ保養園に帰って医療を受けることができた。何よりも、定期的に保養園に通えば国からの給与金（自用費）を貰うことができた。この妻の給付金は何かのときのために貯金した。

結婚後の二十年間は平穏に過ごした。私は清掃局に勤め、妻は主婦という普通の生活が続いた。妻は、おおらかで、しっかりした性格だった。その妻と共に過ごすことで、私は、それまでの病気や家族のことを思い悩んだ重苦しさから徐々に解放され、買い物や洗濯、掃除、料理などの日常生活を楽しむことができるようになった。妻と一緒にいると、これからの人生を生き抜いていけそうな気持ちになるのだった。

しかし、私たちがハンセン病の回復者だと知っている親戚のなかには、付き合いを嫌う者がいて、肩身の狭い思いをすることがあった。とくに、妻の二番目の兄に嫌われたときは苦しい思いをした。義兄には、まだ幼い子どもがいて、私たちからハンセンがうつると困るというようなことを言っていたが、それだけではなく、ハンセン病に罹った親戚がいることを世間に知られたくなかったのだろう。

そのため、できるだけ義兄やその子どもたちや、彼らの家や妻の実家には、近づかないようにした。ハンセン病に対する偏見が壁を作っていて、身近な人と気持ちを通じあえないのは辛いことだったが、それは私たちだけでなく、私を嫌った義兄もまた同じ思いだっただろう。

昭和四十(一九六五)年ごろは、母、長兄、弟、妻の母、妻、そして、母と再婚した義父が保養園に入所していた。弟は、新良田教室を卒業したばかりだった。私の家族と妻の家族から、あわせて六人の患者が出たことになるが、当時の東北地方では珍しいことではなかった。保養園には、親子、兄弟姉妹、いとこ同士などの入所者が少なくなかった。

そのころの保養園は、入所者の園内作業の返還が進んで職員は少しずつ増えていたが、まだまだ貧しい時代だった。食べ物や衣類の支給は充分ではなく、実家からの援助は入所者には有り難いものだった。そのため、妻は頻りに秋田と青森を往復して保養園の家族たちに食料などを届けたりしていた。

しかし、私自身はあまり秋田を動かなかった。仕事以外のことで疲れたくない気持ちと、青森往復を繰り返して職場に妙な不信感を持たれたくない気持ち、そして、もともとの出不精が重なって腰が重くなっていた。それでも、母が生きている間は一ヶ月に一回は保養園へ通った。母が亡くなってからは、年に二、三回行けばよい方だった。

父の死

平成二（一九九〇）年、父が亡くなった。その日のうちに実家から通夜と葬式に出席してくれるように報せがあったため、保養園の長兄の幹夫にも連絡した。長兄は、さらに、東京の多磨全生園にいた弟の陸安に、葬式に出席するように誘った。弟は昔、新良田教室を卒業したことを報告がてら父を訪ねたとき、そのころの父の再婚相手に邪険に扱われたことがあり、同じようなことが起きるのではないかと出席を渋ったが、長兄の説得を受け入れて秋田まで来ることを約束した。

ところが、突然、通夜当日、すでに秋田の私の家に来ていた長兄と弟に、通夜にも告別式にも出席しないでくれという電話連絡があった。父の三人の兄弟と、その他の親戚一同の意向だという。長兄は、「末席でよいから出席させてほしい」と懇願したが、「参列者のなかに昔のことを知っている人がいて、ハンセン病の家族がいることを蒸し返されると困る」、と聞き入れてもらえなかった。

結局、通夜も告別式も、ハンセン病を発病しなかった次兄と私だけが出席し、長兄と弟は締め出されてしまった。告別式の朝、読経が聞こえる寺の門前で長兄と並んで合掌していた弟は、「昔、新良田高校を卒業したころに親父の家を訪ねたことがあったが、ここには二度と来るな、ここはお前の来るところではないと諭されたことがある。そのときはその気持ちを測りかねたが、今やっと親父の苦労が解った」、と目を赤くしていた。

すでに長兄は観念していたのか無言だったが、父の三人の兄弟や親戚が、これほどまでにハンセン病に罹った父の息子である私たち兄弟を忌み嫌い、世間に対して隠し通そうとしているという現実を見せつけられ、心中、震える思いがあった。

父は、鉄工所の技師を長年勤めた律儀で義理堅い人だった。発病した母と離婚した後で再婚を繰り返したが、私には、社会復帰の身元引受人になってくれたり、失業中に居候をさせてくれたり、さまざまな援助をしてくれた。また、目立たないようにして長兄や弟に対しても気遣いを見せていた。そんな父の葬式に出席させてもらえなかった長兄と弟の心の傷は今も癒えていない。

妻の死

妻が肝臓癌と診断されたのは平成十（一九九八）年だった。妻は若いころからC型肝炎に罹っていて、いずれ進行の早い癌に移行する可能性があることは、医師から聞いて解っていた。覚悟はしていたものの、妻はまだ五九歳だった。そのころの妻は、肝臓に癌があることなど信じられないほど活発で、若々しかった。

当時の私は定年前で、もし妻が青森の保養園の病棟に入院することになると、見舞いに行くには遠すぎて厄介だった。また、保養園との往来が頻繁になれば、妻の家族や親戚が嫌がるだろうと思った。とくに妻の二番目の兄は、家族のなかにハンセン病回復者がいることが世間にあからさまになることを極端に嫌がっていた。

そういう周囲の思惑を気にした妻は、「保養園の病棟には入院しない。もし保養園で死ぬことになれば、役場に届く保養園の死亡診断書から、私がハンセン病だったことが世間に洩れるかもしれない。そんなことになれば実家に迷惑がかかる」、と言い張った。

それやこれやで、保養園には帰らず、これまで診てもらっていた家の近くの病院に入院することを決めた。ただ、そんなにしても、入院した先の病院の職員に自分がハンセン病だったことを知られるのではないかと妻は気を揉んでいた。

いよいよ具合が悪くなって病院に入院する直前に、妻が保養園の主治医を訪ねて、「私の身体のどこかにハンセン病だったと解る印がありますか。また、私から他の人にハンセン病がうつることはありませんか」、と聞いたという。

妻が亡くなって数年も経ってから、その医師から、「そういう質問を受けたので、よほどの専門家でないとハンセン病だったということは解らないし、貴方から他の人にハンセン病がうつるということは絶対ないと答えました」、という話を聞いたが、私はそんなことがあったことなどまったく知らなかった。ただ、格別親切でもなかった家族に、そんなにまでして気を遣っていた妻が哀れだった。

妻が病院へ入院してからは、毎日欠かさず見舞いに行った。妻の家族の見舞いは数えるほどしかなかったが、予めそんなことだろうと思っていたので気にしなかった。

その後、妻は三~四回入院と退院を繰り返した後、半年も待たず、平成十年五月に亡くなった。妻の死は覚悟していたが、私たち二人は、互いに助け合ってやっと生きてきたようなものだったため、喪失感は大きかった。

葬式は私たち夫婦の家で行った。私が喪主を務め、妻の家族と、保養園からは長兄の幹夫だけが出席した。長兄はハンセン病の後遺症らしいものはほとんどなかったが、弟には軽い後遺症があったため、葬式とはいえ、ハンセン病を嫌っている妻の家族と同席させて、お互いに気まずい思いをさせるわけにはいかなかった。弟にしてみれば、父の葬式に出席させてもらえなかったという、忘れたくても忘れられない想い出があるため、その二の舞はしたくなかったはずだ。

保養園の家族の死

妻の母の死

平成七（一九九五）年、保養園に入所していた妻の母が亡くなった。九十二歳で、死因は胆嚢癌だった。社会復帰して悪戦苦闘していた私は、自分のことで精一杯で、生前の妻の母に関心を寄せるほど心の余裕はなかった。

思い出されるのは、小柄で、顔立ちも挙措動作も整った人だったにもかかわらず、ときに私たちが思いもしない大胆な振る舞いをすることがあったことだ。

昭和三十（一九五五）年代になっても保養園の食糧事情は良くなかった。美味い不味いを言わなければ何とか腹は足りたが、満足な食事をしているという実感はなく、子どものおやつも大したものはなかった。妻の母は、外出が許可されると、実家に里帰りしては着物の襟や帯の間にお金を忍ばせて帰った。見つかってどうなるものでもなかったが、なかなかできることではなかった。その金で、小さい子どもたちに甘いものや腹の足しになる食べ物を買って与えたりもしていた。

身体の具合が悪くなってからは、保養園の病棟の看護師詰め所の横の個室で療養するようになったが、いつも穏やかにしていて亡くなる直前まで意識はしっかりしていた。亡くなった年は予防法が廃止される一年前で、まだ保養園を訪れる人は少なく、園内は静かだった。

葬式は保養園のお寺で行われ、私たち夫婦、保養園の長兄夫婦と弟夫婦、妻の実家の兄弟、そして、保養園の友人たちが出席した。遺灰は保養園の納骨堂に納められた。

母の死

母は、平成九（一九九七）年、予防法が廃止されて一年後に保養園の病棟で亡くなった。高齢による往生だと思っていたが、後で聞いたところでは腎臓が悪かったとのことだった。私たちの実の父と、療養所で再婚した二度目の夫に先立たれての死だった。

母には、「四人の子どものうち三人までがハンセン病を発病したのは、自分が病気だったせいだ」という思いがあり、「私が早く病気に気づけば、こんなことにはならなかった」と終生苦にしていた。

昭和三十六（一九六一）年、結婚した長兄の妻が妊娠したが、園から強制的に人工流産させられ、長兄自身も半ば強制的に断種手術を受けさせられた。それを聞いた母は、「普通なら赤飯を炊いて祝うものを、こんなことになってしまったのは、みんな私のせいだ」、と涙を流して悲しんだという。

亡くなる少し前から認知症の症状があり、弟や長兄夫婦を煩わせたとも聞いた。

長兄が喪主をつとめた葬式は保養園のキリスト教会で行われ、私たち四人兄弟夫婦、保養園内外の友人たちが集まって賑やかだった。私たち四人兄弟が集まったのは、昭和二十七（一九五二）年に私たち母子が保養園に入所して以来、この母の葬式が初めてで、またこれが最後になった。遺灰は保養園の納骨堂に納められた。

弟の妻の死

弟の陸安は、新良田教室を卒業後、いったん保養園に戻り、入所者自治会の仕事をしていた。その後、全患協の書記として東京の多磨全生園に転出し、そこで知り合った沖縄出身の女性と結婚した。泰子さんといった。

その後、弟は保養園の自治会と全患協の仕事を交互にするようになり、泰子さんと連れだって全生園と保養園を行ったり来たりしていた。

平成四（一九九二）年、年老いて病弱になった母が頻りに弟を恋しがるため、弟は全生園を引き払い、泰子さんを伴って保養園に戻ってきた。南国生まれの泰子さんが、気候も気風もまったく違う北国の保養園に馴染めるかどうか周りの人々は気にしていたらしいが、そのころの私は深く関わることはなかった。

その後、何事もなく十年余りの歳月が流れた。平成十三（二〇〇一）年に熊本地裁判決が下りて、検証会議の証人となるために保養園を訪ねたときは、弟夫婦の元気な姿を目にしていた。しかし、その三年後の平成十六（二〇〇四）年、突然、泰子さんは膵臓癌で青森県立中央病院に入院し、それからまもなく亡くなった。まだ六十二歳だった。入院中、弟は毎日欠かさず泰子さんを見舞い、臨終のときは、周りに人がいるにもかかわらず大粒の涙を流して大泣きしたという。

喪主は弟がつとめ、葬儀は保養園のキリスト教会で行われた。通夜と告別式には、泰子さんの家族、長兄夫婦、東京の療養所や保養園の友人たちが出席したが、私たち夫婦と次兄夫婦は出席しなかった。熊本地裁判決があってまもなくのことだったせいか、葬儀は賑やかだったと聞いた。遺灰は、泰子さんの家族が引き取って沖縄に持ち帰った。

らい予防法廃止

私たちはらい予防法という法律によって松丘保養園に強制的に入所（強制隔離）させられ、家族は四散した。その予防法が平成八（一九九六）年に廃止された。廃止されるまでには全患協と国（厚生省）との間で複雑な交渉があったようだったが、当時、私が知り得たのは、「九項目の基本要求[10]」と、この要求をもとに「らい予防法廃止に関する法律（廃止法）」が制定されたということぐらいだった。

理屈の上では法の廃止は喜ぶべきことだったが、私自身の生活はまったく何も変わらなかった。保養園などのハンセン病療養所に入所していた人たちには何らかの変化があったのかもしれないが、私たち療養所の外にいる者には、法律がなくなったことをテレビや新聞などを通して知るだけで、そして、それだけだった。

ハンセン病回復者だということを世間に隠して生きてきたことを考えれば、私たち夫婦の身辺に何か変わったことが起きるはずもなかったが、さすがに、何も変わらず何も起きないという無風状態には違和感があり、不審な思いがあった。

それまでの、「ハンセン病は恐ろしい伝染病」という過去の考え方に代わって、「ハンセン病はうつりにくい慢性の伝染病で、治療すれば完全に治る」という新しい啓発活動が行われるようになったが、世間の反応は鈍く、偏見や差別は相変わらずだった。新聞紙上に新しい啓発記事が掲載されたりしたが、世間の人たちがその記事を真剣に読んでいたかどうかは疑問だった。

新聞記事は、その日一日は読まれても翌日になれば捨てられてしまう。ましてテレビの映像は、報道されたその瞬間に消えてしまうものだ。ハンセン病に関するいくつかの啓発パンフレットも目にしたが、期待していたようなインパクトがあるものはなかった。これまでの強制隔離政策に対して国が本気で責任を感じているにしては、偏見や差別に対する啓発活動はおざなりだった。

強制隔離が偏見と差別を助長したというのであれば、それを主体的に遂行してきた国（厚生省）がその責任を引き受けて謝罪すべきだと思ったが、そのあたりは曖昧で、はっきりしなかった。むしろ、国は責任を取りたくないあまり、逃げ回っているように見えた。

結局、予防法がなくなっても、根深く世間に浸透している偏見や差別は、ほとんど手つかずのまま残った。私たち社会復帰者は、何にもまして予防法の枷がはずれたことに感謝しなくてはならないはずだったが、翻って、苦しかったこれまでの社会復帰生活と何も変わらない日常のなかで、（国に対して）割り切れない思いが残った。

熊本地裁判決

平成十三（二〇〇一）年に市役所の清掃局を定年退職した。まだ六十歳だったが、ひたすら働き続けてきたので、しばらくの間は休養するつもりだった。二十五年間働いた退職金は五百万円、年金は一ヶ月十五万円だった。妻はすでに亡くなっていて一人暮らしだった。

同じ平成十三年に、らい予防法違憲国家賠償請求訴訟に対する熊本地裁判決が下りた。原告（患者・回復者）の勝利だった。

この国賠請求訴訟は、原告（患者・回復者）らが、法律第十一号（明治四〇年）・らい予防に関する件、法律第五十八号（昭和六年）・らい予防法、および、法律第二一四号（昭和二十八年）・らい予防法によって受けた広範な人権被害と、法律第二十八号（平成八年）・らい予防法廃止に関する法律（廃止法）施行以後の国の対応と保障を不満として提訴されたものだと言われている。

私は、この訴訟の原告にはならなかった。というよりは情報がまったく伝わらなかったため、原告に加わる機会を失してしまったという方が当たっている。全療協や弁護士、さらに、保養園の長兄や弟からさえ何も連絡がなく、（平成十年の夏に）訴訟が起きていたことはおろか、訴状[11]の内容もまったく知らなかった。そのため、事情を知ったときには訴訟は進んでいて、どういう手順を踏んだら原告に加われるのかを思案するまもなく判決が下りてしまった。私は、最初から最後まで蚊帳の外に置かれてしまっていた。

後で聞いたところでは、全療協はこの訴訟に組織的には参入せず、「各個人の立場からの国賠請求訴訟を支持し、および、支援する」という方針で臨んだため、全国に散らばっていた退所者たちは情報を共有できないまま、原告になる機会を失してしまった者が多かったということだった。もし、もっと早く話が伝わっていたら、私も訴訟を傍観することなく原告として闘っていただろうにと、今でも残念に思っている。

熊本地裁判決が下りた後、補償法ができて、原告にならなかった私たちも補償金を受け取ることができた。その後、らい予防法廃止のときとは較べものにならない大がかりな啓発活動が行われるようになった。連日のように新聞やテレビで、ハンセン病はうつりにくい伝染病（感染症）で、治療すれば治ると報道された。さらに、出回り始めた啓発パンフレットが世間に馴染んでいったのか、昔のように陰でヒソヒソと声をひそめて話すのではなく、人前でハンセン病について話をする人を見かけるようになった。

昔は無茶苦茶で、ハンセン病は救いようのない病気とされて、その家筋や親戚の子弟との婚姻は嫌われて当たり前だった。しかし熊本地裁判決後は、表立ってそういう言い方をする人は少なくなったように思う。

偏見がなくなったとは思わないが、とにかく、（ハンセン病という言葉を）口にするのも憚るということはなくなった。私自身の心のなかでも、これまで背負ってきたハンセン病患者、回復者、社会復帰者という言葉の重しが少しとれて、以前よりも気持ちが楽になっている。

また、補償金を手にして経済的な余裕を持つことができたことはありがたかった。これまでずっと慎ましく生きてきたが、初めて纏まった余分な金があるという心地よさを味わった。補償金の額が少ないという人もいたが、私には不満はなかった。

補償金が入ってから、家族の面倒を見なければと自分の周囲を見渡したが、すでに苦労を重ねた父は亡くなっていた。妻の家族は、妻の母の補償金を受け取っていた。保養園の兄と弟もそれぞれの補償金を手にしており、心配はなかった。ハンセン病を発病しなかった次兄には、これまでの苦労を思い、母の補償金の一部を渡した。

そうした後始末を済ませた後、古くなった家を改築し、残りは貯金した。その後、十五年間で新車を五台ほど乗り換えた。余計な散財のような気もしたが、長く慎ましい運転手生活の間に持っていた、いろいろな車に乗ってみたいという夢を実現してみたかった。妻も亡くなっていて、その夢を叶えること以外にすることはなかった。「車ぐらいで……」と言われるかもしれないが、ある意味ではこれまでの人生の埋め合わせをしたようなものだった。

このごろは車熱も収まって、落ち着いた日々を過ごすようになった。旅行しても周りが気にならず、悪びれずに外出するようになった。ハンセン病回復者で社会復帰者だということを忘れてはいないが、気持ちが楽になって行動半径が大きくなったことは確かだ。

熊本地裁判決が下りたあとの平成十六（二〇〇四）年四月、保養園で検証会議があり、私も社会復帰者の一人として証言することになった。今でもそのときの弁護士とのやりとりが忘れられない。

昭和四十（一九六五）年代に初めて社会復帰したころ、蓄膿症のために受診した保養園から帰ってきたときに、勤め先の木型屋の親方から、「住み込みを止めてアパートに入居するように、また、入浴は一番最後にするようにと言われた」、と、皆の前で証言すると、「どうも有り難うございました」と、そこで弁護士は話を打ち切ってしまった。本当に言いたいことを何も言うことができないまま、そこで証言は終了した。

弁護士は、ハンセン病に対する偏見と差別とはこういうものだと言いたかったのだろうが、真に心に打撃を受ける偏見と差別とはそんな簡単なことではない。万に一つも、自分の子どもにハンセン病をうつしたくなかった木型屋の親方のいくつかの言い分のなかには、私に対する思い遣りさえあり、差別といえば差別だが、大したものではない。

真の偏見と差別とは、私たちの生活基盤だけでなく、人間としての気位や気概を根こそぎ奪い取る、もっと根深い不気味なものなのだと、そのときの私は思っていた。

家族の記憶

年をとると、今と昔の記憶の境目がはっきりしなくなる。時間の感覚がなくなるのだ。

突然、忘れていた何十年も昔の些細な出来事が、昨日のことのように鮮明に思い出されて胸苦しくなることがある。

私の家族で一番苦労したのは父だ。父は、母と私と弟がハンセン病を発病したとき、母の前でどうだったかは知らないが、私と弟の前では取り乱したりせず、むしろ淡々としていた。しかし後になって、父が最も期待していた長兄が発病したときは、「お前もか」と言って顔色を変えたという。妻と、四人の子どものうちの三人までをハンセン病に奪われた父の心中の無念さは、はかり知れない。

私たちの母と離婚した後の二度の再婚も苦労続きだった。昭和二十九（一九五四）年か三十（一九五五）年ごろ、最初に再婚した子連れの女性は、家に残っていた長兄や次兄に辛くあたったらしい。新良田教室を卒業した弟が、訪ねていった父に、「ここはお前が来るところではない」、と言われたのは、この義母が家にいるときだった。父も義母もそれぞれの思惑があって再婚したのだろうが、結局うまく行かず、数年で離婚した。

昭和三十四(一九五九)年に父は二度目の再婚をした。この義母も子連れだったが、前の義母とは違って穏やかな人柄だった。失業していたころの私を家に受け入れてくれて、親身に面倒を見てくれた。孤独な社会復帰生活が続いて神経が疲れていた私には、父という血のつながった味方がいる家で休めることが、また、この義母が優しく接してくれることが、訳もなく嬉しかった。

父は、恐らく、病気のために否応なく引き裂かれた妻と三人の息子のうち、せめて私だけでも自分の手元に取り戻したかったのだ。義母も、父のそういう気持ちを承知して、あれこれ文句を言わずに、無職で、無口で、無愛想な私を家に置いてくれたのだろう。

その後、公務員の職を得て生活が軌道にのると、父と義母の家庭をかき乱したくない思いが先立って、早々に父の家から退散した。しかし、そんな私が嫁を貰い、父の家からそう遠くない街に住んだことを父が喜んでいたことは確かで、たまに顔を合わせると笑顔を見せることもあった。

父が亡くなったとき、私たち四人の息子（ハンセン病回復者として療養所にいる二人の息子、回復者として社会復帰した息子、そして病気にならなかった息子の四人兄弟）が揃って告別式に出席できなかったことは本当に残念だった。息子四人が並んで見送ることができたら、父はどんなに喜んだだろうと思う。

そうさせなかった親戚の仕打ちは理不尽なものだが、しかし、その親戚にしても、母と私たち三人の兄弟がハンセン病を発病したために、世間から後ろ指をさされてビクビクしていたのだ。彼らもまた、そういう立場に立たされたことを理不尽だと思っていたに違いない。

父が、妻と三人の息子がハンセン病になったばかりに、親戚や世間の厳しい視線を一身に浴びて生きたことを私が理解したのは、ずっと後になってからだった。苦労と失意を重ねて生きた父に、生前、私は一度も労りの言葉をかけたことがなかった。親不孝だった。

一方、母は、ハンセン病になったために療養所にむりやり入所させられ、別れたくない父と別れさせられ、大事な三人の息子もまたハンセン病のために療養所に入れられ、孫を中絶され、という並の人には思いもおよばない苦労を重ねて生きた。当時のハンセン病患者としてはやむをえない人生だったが、母にしてみれば無念だったに違いない。母が、その受け入れがたい無念な人生を生き抜いたのは、四人の息子の成長を見届けなければならないという思いがあったからだろう。

母が療養所へ隔離された当時は、長男の幹夫と次男の二人は健常で、年下の私と弟陸安の二人がハンセン病だった。家に残した上の息子二人は別れた夫に責任を持ってもらうにしても、母は、私と陸安の面倒を見なければならなかった。

母は、保養園で一度再婚している。さいわい夫になった人は人柄が良く、母と私たち兄弟を大事にしてくれた。若いころの私は、母が再婚したのは寂しかったからだと単純に考えていたが、年をとるにつれて、そればかりではなく、むしろ私と弟を守るためではなかったかと思うようになった。

保養園に入るまでの母は家事に専念して、家の外に出ることは滅多になかった。そんな母が、福祉分館や入所者自治会を通して決められる園内作業や衣食住などの生活の手順を手際よくこなすことなど、できるはずがなかった。それは何も母に限ったことではなく、他の女たちも同じで、「療養所のなかで女が一人で生きるのは難しい」、「女は自分を守ってくれる保護者が必要だ」、などという話をよく聞かされたものだ。

恐らく、母は他の誰もがそうしたように、自分自身と子どもたちの保護者を求めて再婚する道を選んだのだ。母にしてみれば、そうすることが一番確かな、そして、自然な成り行きだったと思う。

亡くなるころは認知症もあったが、保養園で再婚した夫や、三人の息子とその嫁に囲まれて生きた母は、幸福だったとは言えないにしても孤独ではなかったと思っている。

生前の母はいつも悲しそうな顔をしていたが、ときには、毅然とした、取り付きにくい表情になることがあった。それは、息子とともども人の嫌う病気になり、意に沿わない人生を送らざるをえなかったが、私はここにこうして一家をなして生きているという意地を感じさせる顔だった。ハンセン病療養所のなかにも一つの社会があるのであり、そのなかで母は誇り高く生きた。

妻は、六十歳になる前に肝臓癌と診断されて一年も経たないうちに亡くなった。そのため、私の記憶のなかの妻は、若く、綺麗なままだ。妻は私の人生に、柔らかで、優しく、穏やかな、女性的なものすべてを与えてくれた。妻がいなかったら、私はこれまでの人生のどこかで挫折してしまっていたかもしれない。妻がそばにいると、切羽詰まったり焦ったりしなくても、何とか生きていけるという気持ちになった。

妻のC型肝炎は、保養園に入所する前に罹っていたのか、入所してから園内感染したのか、確かなことは解らない。ただ結婚前から肝臓が悪いことは解っていた。そのころは、今と違ってC型肝炎の治療方法は確立されていなかった。インターフェロン療法というものがあるというので、病院にそれをしてもらいたいと頼んだことがあったが、「ウイルスの量が多すぎるので、その治療をしても苦しむだけで効かないだろう」、と言われて諦めた。

癌の治療のために入院する前に、妻が保養園の医師に、「私の身体のどこかにハンセン病だったことが解る印が残っていますか」、と聞いたという話は、ずっと後になって知った。病院の看護師や医師にハンセン病だったことを気づかれたくない、家族や親戚に迷惑をかけたくない、という思いが昂じてそんなことをしたのだろうが、妻がそういう死に支度をしていたことを、私はまったく気づいていなかった。気づかないまま入退院を繰り返し、そして死なせたことを思うと、今でも感情が昂ぶることがある。

次兄はハンセン病を発病しなかったため、高校を卒業してすぐ就職した。就職後は、真面目一筋で、その方面では一流といわれるまでの専門家になった。若いときは誰もが苦労するものだが、次兄も必死になって勉強も修行もしたのだろう。もともと明るく社交的で、律儀な性格が幸いした。

　この次兄夫婦は子どもを授かり、その子どもたちもまた子どもを授かった。次兄は、それらの子どもと孫たちを大事にして幸せな家庭を営んだ。長兄と弟はともに断種手術を受け、私は断種手術は受けなかったが、妻の身体の不調で子どもを持たなかった。そのため、この次兄夫婦の子どもと孫たちが私たち四人兄弟の次の世代となった。これらの子どもたちがいるおかげで、私たちの家族は「根絶やし」になることを免れた。

　若いころは、機会があるたびにこの次兄と会った。会ってどうするわけでもなかったが、私も次兄も世間の目を気にして孤立しがちだったから、気楽に話せる相手がほしかった。今も昔もハンセン病の家族を持っていると、屈託なく他人と付き合うことは難しい。ちょっとした言葉の端々からハンセン病のことを知られて、家族ともども回復不可能な傷を負うわけにはいかないという用心が先に立つのだ。

　しかし血を分けた兄弟との間では隠しごとはいらず、気兼ねすることもない。緊張がほぐれて、心から安心できる時間を共有できる喜びがあった。それでも、次兄の子どもたちには、家族にハンセン病の患者がいることを知られないよう、いつも慎重に用心深くしていた。

　ただ、最近の次兄は長年の激務のために足腰が衰え、また、物忘れなどもするようになったため、会うことが稀になった。

長兄の幹夫は八十歳を超えた。しかし、いまだにハンセン病治療のために保養園へ入所しなければならなかったことに納得していない。入所した頃はすでに経口の特効薬があったのだから、外来通院で治せたはずだというのだ。

らい予防法のために保養園に隔離され、自由を奪われ、職を失い、家族を失い、友人を失い、プライドを傷つけられ、さらにその上、不自由な生活と園内作業を強いられ、生まれてくるはずの子どもを中絶させられ、断種までされたことに対する怒りは、今もなお兄の心の底にくすぶっている。予防法が廃止され、らい予防法違憲国賠請求訴訟に勝訴しても、兄の気持ちは収まっていない。

母と弟二人が療養所に入所した後、父は去った妻に石を投げるようにして離縁したが、そういう一家離散の腸が捩れるような恥と苦痛を、長兄は父の傍らでじっと忍んでいたのだ。兄が、らい予防法違憲国賠請求訴訟の原告団に加わり、活発に動いたのは当然の成り行きだろう。

弟の陸安は、新良田教室を卒業したころは大学へ進学したがっていたが、学資の都合がつかず断念した。今は東京の多磨全生園で全療協の仕事をしている。人生の選択肢としてそれも悪いことではないが、ただ、幼い子どものころから療養所暮らしのせいか、私のような一定の年齢になってから療養所に入った者とは違って、人一倍、純情な性格で他人を思いやる気持ちが強いため、心配もしている。

私はずっと個人的な生活しか知らず、組織人としての弟がどんな苦労をしているのか、いま一つ解らない。しかし、気持ちが優しいばかりでは組織をまとめられないことぐらいは理解できる。私が長年働いた小さな職場でさえ、組織として動くときは厳しい判断を迫られた。弟が全療協という組織のなかで働くのはなかなか厳しいことが多いと思うが、弟なりの遣り方で頑張ってもらうしかない。

このごろ思うこと

私は、若いころからハンセン病回復者だったことを隠して社会復帰し、世間の偏見や差別をかいくぐって生きてきたせいか、必要のない話はしない癖がついてしまった。事情をよく知っている気兼ねがない人は別として、そうでない人とは自然に距離をおいてしまう。

ただ、このごろは心の奥に霞がかかったような心配事を抱えることは少なくなった。ときには辛かった昔のことを忘れていることもある。年をとったためにそうなったのか、ハンセン病に対する世間の目が穏やかになったためにそうなったのか、どちらでもよいが、片時でもそういう気分になれることは悪いことではない。

妻が亡くなって久しいが、最近、私は妻とは別の女性と生活を共にするようになった。お互いに孤独でいるより、気心の知れた者同士が一緒に生活した方が生きやすいと思い、思い切って同居することにした。若いころからの知り合いで、私のことを理解してくれているので、頼りにもし、有り難くも思っている。

過去から現在に至る被害のなかで、今の私たちの日々の生活にじかに影響しているのは、孤独に追い込まれたことだ。私たちのほとんどが、気楽に会える身近な友人を持っていない。とくに社会復帰者は、ハンセン病だった過去を知られないように、世間の人々との友だち付き合いはおろか、近所付き合いさえも憚ってきた。

若いころはそれも耐えられたが、年をとって、職場の付き合いも、親戚との付き合いも減ってくると、これまでの孤独な日常がさらに孤独になって、今の日常生活を続けられなくなるのではないかと不安になり、また、怖ろしくもなる。

かつて、療養所に強制隔離されたために一家離散し、世間で生活するすべての基盤を奪われた被害は現在も連綿と続いており、それは、多額の補償金をもらっても、どんなに啓発活動をしてもらっても、今となっては埋め合わせはつかない。

その一方で、遠い昔のハンセン病の差別を振り返るとき、私には、差別される者の立場と、差別する者の立場の双方の思いが重なって見えることがある。社会復帰時代の木型屋の親方は、私がハンセン病の回復者だと解っても、私を追い出したり追い詰めたりはしなかった。病気が子どもにうつると困るからと私に難しい注文をつけたが、親方自身はそれまでと変わりなく私に接してくれた。

親方の言い分は、自分たち大人はともかく、子どもを危ない目にあわせたくない、子どもは安全地帯におきたいというものだった。私には親方の気持ちが解らないでもない。私が親方の立場だったら同じことをしたかもしれない。親方も苦しい思いをしたと思う。

父の葬式のときは、親戚の反対にあって長兄や末弟は葬式の部屋に入ることが許されなかったが、私は入れてもらうことができた。私が許されたのは、早い時期に社会復帰していて親戚や世間と付き合いがあり、顔が通っていたからだ。反対に、長兄と弟が許されなかったのは、音信不通だった兄弟が不意に姿を見せたとなると、口うるさい世間がどういう反応を示すか親戚たちは不安だったのだ。

偏見をなくし、差別をなくし、いつか被害者も加害者もなくなる時代がくればよいと思う。しかし、簡単にはいかないだろう。今からたった五十年前に私たちが受けた、あの激しい偏見と差別と排斥の構造が、予防法がなくなったからといって、また、国賠請求訴訟に勝訴したからといって、簡単に消えてなくなるはずはない。私は、差別された人たちだけでなく、差別した人たちもまた、国が定めたらい予防法による被害者であることを知っている。療養所に入った私たち母と兄弟を排除した親戚もまた、世間から偏見と差別を受け、息を潜めるようにして生きてきたのだ。

私一人のことをいえば、普通の生活をしたくて社会に出たものの、見え隠れした予防法のために、人生の選択肢を幾つも潰され、そのために広い視野と見識を備えた人生を送ることができなかった。「予防法がもっと早く廃止されていれば、違う人生を送れたかもしれない」、と思うときもあるが、しかしその一方で、自分を信じて生きたこれまでの人生を悔いたことはない。

らい予防法という振り切ろうとしても振り切れない法律の制約はあったが、私は死んだように生きたのではなく、妻との結婚、日々の生活、そして、家族や友人、仕事を通した職場の同僚や上司とのつながりによって、実在の世界を五感で直かに感じながら生き抜いてきた。

充実感はあっても敗北感はない。こんなふうに感じることは滅多にないことだが、私は今もここでこうして生きていて、人生はまだ続いているのだ。

平成二十七年十一月聞き取り（於秋田）
平成二十九年十二月再聞き取り（於青森）

注

1 国立療養所松丘保養園　法律第十一号（明治四十年）・らい予防に関する件公布後の明治四十二年、北海道および東北六県のハンセン病患者の隔離施設として設立された。当初は連合立北部保養院と称し、北方らいの砦といわれた。昭和十六年に厚生省へ移管され、国立療養所松丘保養園と改称して現在に至っている。

2 お召し列車　ハンセン病患者専用の客病車を、輸送される患者が皮肉を込めて称した言葉。ハンセン病患者（遺骸も含む）を療養所へ搬送する際、客車は発駅から着駅まで直通使用されたのち、消毒することが決められていた。

3 全国十三国立ハンセン病療養所　国立療養所松丘保養園、国立療養所東北新生園、国立療養所多磨全生園、国立療養所栗生楽泉園、国立駿河療養所、国立療養所大島青松園、国立療養所邑久光明園、国立療養所長島愛生園、国立療養所菊池恵楓園、国立療養所星塚敬愛園、国立療養所沖縄愛楽園、国立療養所宮古南静園、国立療養所奄美和光園。

4 全らい患協・全患協・全療協　昭和二十六（一九五一）年、全国十三国立ハンセン病療養所入所患者は、第一次予防法闘争を闘う過程で、全国国立らい療養所患者協議会（全らい患協と略称）を結成し、本部を岡山県の長島愛生園に置いた。その後、昭和三十九（一九六四）年に、東京の多磨全生園に本部を移し、このころから全患協と略称するようになった。さらに、平成八（一九九六）年、らい予防法廃止後は、全国ハンセン病療養所入所者協議会（全療協）と改称した。組織は全国十三国立ハンセン病療養所（支部ともいわれる）入所者によって構成される。支部長会議は、入所者自治会長（支部長ともいわれる）十三人、会長（支部長を兼任することができる）、事務局長、若干名の中央執行委員（中執）、および書記などで構成されていた。

5 第一次予防法闘争　法律第五十八号（昭和六年）・癩予防法が、法律第二一四号（昭和二十八年）・らい予防法に改正公布される際、昭和二十七（一九五二）年十月ごろから同二十八（一九五三）年八月まで、全国国立らい療養所患者協議会（当時は全らい患協、後に全患協と略称した）を中心に行われた予防法改正運動をいう。全国のハンセン病療養所入所患者が、それぞれの園で患者作業のストライキ、ハンスト、抗議集会などを行い、また、国会や厚生省周辺で座り込みやハンストを行ったが、法律第二一四号は原案通り可決し、強制隔離、所長の懲戒検束権、無断外出の禁止などの諸規定は存続された。

6 邑久高校定時制過程新良田教室　普通は通称の新良田教室が用いられる。昭和二十八（一九五三）年の予防法闘争の後、昭和三十（一九五五）年、全患協の要望によって、全国で唯一のハンセン病患者、回復者の高校教育の場として設置された。

7 我が国の初等教育　我が国では、明治十九（一八八六）年に小学校令を公布後、尋常小学校（義務教育）と高等小学校（義務教育ではない）が設置された。この尋常小学校（四年）と高等小学校（二年）を併置したものを尋常高等小学校といった。明治四十（一九〇七）年、小学校令が一部改正され、義務教育期間を六年（尋常小学校四年間＋旧高等小学校二年間）とした。さらに、旧高等小学校三年および四年を、新高等小学校一年、二年とした。昭和十六（一九四一）年、国民学校令により、高等小学校は国民学校高等科となった。戦後の昭和二十二（一九四七）年、学制改革（六三制）によって、尋常小学校は小学校に、国民学校高等科は新制中学校に改組された。

松丘保養園の敷地内にあった尋常高等小学校の歴史は、以下のように、一般的な我が国の初等教育とは若干異なる流れ方をしている。

（公立新城尋常高等小学校双葉分教室）

昭和十一（一九三六）年六月三十日、いわゆる未感染児童保育所開所以来、入所児童の増加に伴い、学齢児童に対する義務教育の必要を認め、村当局と折衝し、当保育所内に青森県知事の認可を得て公立新城尋常高等小学校双葉分教室を設置し、保母対馬まつを尋常科正教員と任命し授業を開始するに至った（『国立療養所松丘保養園創立六十周年記念誌』九頁）。

昭和二十九（一九五四）年、公立新城尋常高等小学校双葉分教室は、六三制の新城小中学校双葉分教室となった（『国立療養所松丘保養園創立六十周年記念誌』九頁）。

8 社会復帰　軽快退所が認められるようになってから、ハンセン病療養所入所（患）者は療養所を退所して、社会で（働きながら）生活する、社会復帰ができるようになった。

9 軽快退所決定準則　昭和三十一（一九五六）年に、厳秘で厚生省からハンセン病療養所長宛に通知された。入所者の軽快退所を認めたものの、「軽快」の医学的基準は極めて厳しく、「積極的に患者の退所を行わせる意図を含まない」としていた。また、軽快退所を認めるにあたって、各療養所長が必要に応じてさらに厳しい退所基準を定められるようになっていた。

10 らい予防法改正を求める全患協の九項目の基本要求　①強制隔離政策が憲法の基本的人権の侵害に当たることを、国及び厚生省に認めさせ、精神的苦痛、肉体的、物理的被害による損失の補償を要求する。②ハンセン病十三施設を国立医療機関として存続させ、入所者の居住権を奪う再編統廃合に反対する。③国のハンセン病対策に関する医療、福祉の全般にわたり、歴代厚生大臣「言明」の法文化を要求する。④療養所運営と関連の必要経費は引き続き国庫負担とすることを要求する。⑤給与金を障害基礎年金一級にスライドさせ、これの法文化を要求する。⑥入所者の強制退所を許さず療養生活者の認定審査に反対する。⑦社会復帰者で再入所を希望する者にはこれを認めるよう希望する。⑧通院、在宅治療の制度化を要求する。⑨家族援護はこれを継続するよう要求する。

11　らい予防法違憲国賠請求訴訟の訴状概略　①国賠訴訟請求に至った原因：法律第十一号（明治四十年）・らい予防に関する件、法律第五十八号（昭和六年）・らい予防法、および法律第二一四号（昭和二十八年）・らい予防法に基づく、国策として強制隔離によって受けた過去の広範な人権侵害、およびらい予防法廃止後の国の措置が不十分であるとする申し立て。②ハンセン病と当事者：らい予防法による強制隔離によって原告が受けた広範な人権侵害に対する申し立て。③国策としての強制収容と終身隔離の継続、懲戒検束権、無らい県運動の展開。④絶対隔離、断種、堕胎などによる人権侵害に対する申し立て。⑤被告国の責任。⑥数十年におよぶ上記違法行為による損害賠償。

らい予防法によって破壊された人生

「外来診療の途が開けていたら、別の人生があっただろう」

語り　藤崎幹夫さん

突然消えた母と弟

私は昭和九（一九三四）年、父母の最初の子どもとして生まれた。父は、よく働くしっかり者だった。母は五人の子どもに恵まれたが、末の子どもは生まれてすぐ亡くなったため、私たちは四人兄弟として、母乳栄養で育てられた。母は病弱だったが、いつも家のなかにいて、食事や洗濯、掃除など、私たちの身の回りの面倒を見てくれた。怒ったり愚痴をこぼしたりしている母の記憶はない。そういう記憶を辿っても何も出てこない。黙って働いているのが母だった。父も私たち兄弟もそれで良いと思っていた。

昭和二十四（一九四九）年ごろ、どこのサナトリウムから来たのか、女医さんが我が家に来て、母の背中を針で刺して診察した。この女医さんが来たのは一回だけで、その後の記憶はない。このころすでに、父は、母がハンセン病であることを察していたのかもしれないが、私は何が起こっているのかを考えることもなく、何も知らなかった。

昭和二十六（一九五一）年、母が手足の痛みを訴え、下から二番目の弟（以下、三弟と記す）の康年も足が痛んだため、父は二人を連れて或る病院を受診した。しかし、どんな病気か知らされないまま保健所に行くように言われた。そこで、詳しい診察を受けるつもりで保健所に行ったところ、二人ともハンセン病だと告げられたという。

その後、保健所の医師が我が家に来て家族全員を診察し、その医師から、家人に手の指が曲がったり、手足の関節が屈曲している者がいないか聞かれたので、「末の息子（以下、末弟と記す）の陸安がそうだ」、と答えたという。その日から、保健所が何度も、母と康年と陸安の三人を青森のハンセン病専門の療養所へ入れるように言ってきたが、入所は次の年まで延び延びになった。母の気持ちの整理がつかず、準備も必要だった。

このときも、私は何も知らなかった。私はこの健診に立ち会っていなかった。多分、私の健康状態については、保健所は私が学んでいた秋田高校に問い合わせたのではないかと思う（そのころの秋田高校は、定期的に詳しい健康診断をやっていた）。これらの経緯は、後になって父や弟たちから聞かされたことだ。

昭和二十七（一九五二）年、母と二人の弟が青森のハンセン病療養所へ出発したその日に、初めて私は父からことの経緯を聞かされた。その日、高校の部活が終わって夜の九時頃に帰宅すると、母と弟二人の姿がなかった。変だなと思っていると、奥から父が出てきて、母と弟の康年と陸安は家にいるわけにいかなくなった、青森の松丘保養園に入所するため、すでに県の係官とともに出発した、と言う。「三人がこの家に戻ってくることは二度とないと覚悟しておけ」、と父から言われたときは、全身の力が抜けてその場に座り込んでしまった。

呆然自失の状態でその夜はまったく眠れなかった。家に残ったすぐ下の弟（以下、次弟と記す）も同じだったろう。そのころの秋田では、ハンセン病患者を出した家がただでは済まないことは、高校生の私にも解っていた。この日から私の家族はバラバラになった。

母は手の指が少し曲がっていて、時々手や足の指を火傷したり、背中に斑紋が出たりした。父はそれらを一部始終見ていて、母がハンセン病ではないかと疑っていたはずだ。しかしそのころは、父は、ハンセン病という病気を軽く見ていた節があった。私は学校で「ハンセン病は不治の伝染病」と習っていたが、私自身の家族がその病気に罹っていることなど露ほども疑っていなかった。

三弟の康年は、そのころはまだ小学校五年生か六年生だったが、よく気の回る聡い子どもだった。母と一緒に病院や保健所を受診していたから、何が起こっているか気づいていたはずだが、私には沈黙を通した。両親に黙っていろと言われていたのかもしれない。幼い末の弟の陸安は何も解っていなかったと思う。母と弟たちが保養園に向かったその日まで、私の目から見た家族の日常生活は何も変わったところはなかった。

私は高校の野球部の選手だったので、日曜日も練習をしており、父母とゆっくり話をする時間がなかった。そのため、父も母も、家族の病気について話す機会がなかったのかもしれない。母は身体が丈夫でないため、少し具合が悪いのが普通だと思っていたが、一家離散になるような重大な病気を抱えていたことは、父から説明されるまで何も知らなかった。

母たちが保養園に行くために秋田駅へ向かったその日、青森駅まで付き添ってくれた隣の家の小母さんから、まだ幼い陸安が、「初めて汽車に乗る」、と言ってはしゃいでいた姿が可哀想だったという話も、後になって聞いた。

残された家族

その後、当然、保健所が我が家を消毒にくると覚悟していたが、どういうわけか家は消毒されなかった。私が通っていた高校も、母と二人の弟が保養園に入ったことについて沈黙を通した。その辺りの詳しい事情は私には解らない。

隣近所の人たちが騒ぎ立てなかったので、私たちは地域から疎外されず、八分にされることもなかったが、さすがにその家に居続けることはできず、引っ越しをした。

父は、母が保養園に入所すると、すぐ離婚した。父には父の考えがあったと思うが、母には酷い話だった。表向き、父は落ち着いていたが、母は狼狽えたのではないかと思う。

私は、なぜ母と早々に離婚したのか、父に聞いたことはない。実直な父らしからぬ行為だった。しかし、母と弟二人が急に家にいなくなったことを、うるさい親戚に納得させるには、すでに離婚しているという事実を突きつけるしかなかったのかもしれない。または、離婚しろと実家から迫られたのかもしれない。

どちらにしても、父は、手元に残った私たち二人の兄弟を一人前にするまで暮らしを守らなければならず、親戚たちといざこざを起こして争っている暇などなかったはずだ。

その後しばらく、父と私と次弟の三人暮らしが続いた。母がいなくなった家庭は何もかも不自由で、毎日が砂を噛むような思いだった。保養園に行った母と弟たちのことを心配もしたが、それよりも私自身の将来がどうなるのか不安で眠れない夜が続いた。

昭和二十九（一九五四）年か三十（一九五五）年に、父は子連れの女性と再婚した。すでにそのころは、私と次弟は高校を卒業し、就職して家を離れていた。私たちは、一人暮らしで不自由をしている父の再婚に異存はなかった。ただ、この義母は私たち兄弟に邪険だった。それかあらぬか数年後にこの結婚生活は破綻して、父はまた独りになった。

昭和三十四（一九五九）年、父は新しい女性と二度目の再婚をした。この女性も子連れだったが、前の再婚相手とは違って、私や次弟に配慮も遠慮もする人で、保養園から社会復帰した三弟にも親切にしてくれた。父は、この義母と最期まで連れ添った。

発病そして父との別れ

昭和二十八（一九五三）年、私は高校を卒業した。このころは朝鮮戦争が終わって、世の中が不景気に向かっていた。高校を卒業しても就職口は簡単には見つからない時代だった。ただ、秋田高校卒で、野球部の選手だった私にはいくつかの会社から誘いがあった。あれこれ迷った末、秋田営林局に勤めることを決めた。当時の世相のなかで将来を考えたとき、安定した職業を選んだ方がよいと考えたからだった。

秋田で二年勤めて、昭和三十（一九五五）年に旭川営林局に転勤し、そこで五年勤めた。その後、再び秋田営林局に戻った。この間は仕事に打ち込み、家族の不幸な病気のことは忘れるようにしていたが、私自身の将来を思うと訳もなく不安に駆られることがあった。

昭和三十四（一九五九）年の暮れの営林局の健康診断で、健診医に背中に湿疹ができている、塗り薬を処方するから病院に取りに来るようにと言われた。その夜、帰宅してから鏡で背中を見たところ、母親の斑紋そっくりの疹があり、また、左膝の一部の知覚がなかった。

すぐ、これは塗り薬を塗って治るようなものではない、母親のハンセン病がうつったのだと悟った。それからは、これで私の人生は終わりだ、死にたくはないが死ぬしかないなどと思い詰めたが、病院には行かなかった。そして毎日酒浸りになった。気持ちが萎えて、心が壊れてしまったようだった。

そのうち、酒浸りの生活がたたったのか、左口唇の上部と右頬に斑紋ができた。もちろん知覚はなかった。親しい同僚に、「なんだ、顔にできものが出来ているぞ」、と言われた。上司や他の同僚にも、

「顔に変な湿疹ができてから酒浸りになっている」と見られているようで、いたたまれない気持ちになり、職場に顔を出せなくなった。

遺書を用意し、線路に飛び込んで自殺をしようとしたが、できなかった。猛烈な勢いで走ってくる汽車に飛び込もうとしたものの、足がすくんで後ずさりしてしまったのだ。これでは死ねるはずがないと思った。

昭和三十五（一九六〇）年の年のはじめに、東京の大学病院を受診すると言って二十日間の有給休暇をとった。しかし、東京には行かず、そのまま保養園に向かうつもりだった。ただ、その前に、父にだけは私の身に起きたことを知らせようと思い、「家では話し難いので、秋田駅前の店で会いたい」、と電話を入れた。

父は、私の結婚話だと思って出かけてきたらしく、いそいそと嬉しそうな顔をしていた。しかし、「顔や背中に斑紋ができ、また、身体のあちこちの知覚がない。ハンセン病だと思う、そのために保養園に行く」、という話をした途端に形相が変わり、「お前もか」と、がっかりした様子で肩を落とし、黙って酒を飲み続けていた。それが別れの姿だった。

保養園入所と園内作業

やっとの思いで昭和三十五（一九六〇）年二月に保養園に入所した。療養所に入所しないとハンセン病の特効薬を貰えないことが解っていたので、入所するしかなかった。二十六歳だった。

誰に咎められることもなく保養園の門を通り、一人で母の部屋まで行った。ハンセン病を発病したらしいことを母に話して福祉室に連絡してもらい、その日のうちに入所するということになった。母には泣かれた。子どものころから身体が丈夫で、高校を優等で卒業して就職していると信じていた長男が、ハンセン病患者として目の前に立っているのを見た母は、ただ泣くことしかできなかったのだろう。私が途方に暮れるほど母は泣いた。母と一緒だった下の弟の康年と陸安の二人は、長島愛生園の新良田教室に行っていた。

入所の手続きが済むと、私は普通の人間から、「ハンセン病患者」「保養園入所患者」になった。まず姓名が変わった。両親が付けた名前ではない園名（仮名）をつけられ、入所したその日のうちに、福祉分館から看護の作業をするように言われた。

どういうことか理解できないまま案内された五人部屋のその部屋には、盲の人、足が不自由で歩けない人、寝たきりの人などの重症患者四人が住んでいて、私は同室して生活を共にしながら、その人たちの洗面、食事介助、衣類の着脱、はては痰壺の洗浄まで面倒を見るように言われた（住み込み看護）。

この住み込み看護の作業は、私の病状などに構うことなく、福祉分室の意向を汲んだ入所者自治会が私に割り振ったもので、拒むことはできなかった。保養園から見れば、私は五体満足な単なる軽症者にすぎなかった。入所前に営林局に勤めていたキャリアも、身体を労って療養したいという思いも、何の意味もなかった。私のプライドは打ち砕かれ、考える力をなくし、看護者としてのその日暮らしが始まった。

この「住み込み看護」の作業は、軽症寮（一般寮）に居住している人たちがする「通い看護」とは区別されていた。少なくとも、通い看護は、夜は軽症寮の自分の居室に帰って眠ることができたが、重症者と同室する住み込み看護は、昼も夜もなく一人が四人を看護しなくてはならなかった。休む暇も、眠る暇もない、際限のない作業が続いた。

それでも、私は身体が大きく、体力も気力もあったせいか、この住み込み看護をそれほど辛い仕事だとは思わなかった。むしろ、看護される人たちの方が、苦しく、惨めで、無残に思えた。軽症者（看護者）一人が四人の重症者を看ているため、こうして欲しい、ああして欲しいと要求されてもなかなか手が回らないのだ。ただ、真冬の看護は辛かった。ひとたび、窓や戸を開けると凍えるような風と雪が部屋に舞い込んで、身体が悴んだ。

普通、患者看護という作業は、「通い看護」がイメージされているが、実際は、重症者たちの部屋に軽症者が寝起きする、住み込み看護がより大きな役割を果たしていた。また、それを維持するために、通い看護よりも住み込み看護の作業謝金の方が高く設定されていて、一日三十円、一ヶ月で九百円くらいだった。しかし、当時、ピースのタバコ一箱が四十円だったから、いずれにしても話にならない低賃金だった。

半年ほど住み込み看護をした後、事務の仕事に回され、居室も軽症寮に移った。そのため仕事は楽になったが、作業謝金は、看護を専門にしていたころよりずっと安くなった。ただ、仕事が楽になったとはいっても、だんだんにストレスが溜まっていった。入所早々から、患者看護や事務職の園内作業を強制されたことを思い出すと、今でも腹の底から怒りが湧いてくる。肉体的にも精神的にも休養が必要な新入所者に対する配慮が露ほどもなく、扱い方が乱暴だった。

昭和四十五（一九七〇）年から労務外出[1]をしたが、うまくいかず三年で辞めた。その後、ストレス性胃潰瘍を患い、回復するまで保養園内の公園の掃除などの軽作業をした（このころになると、患者の作業返還が進んで、身体が不調な場合は園内作業をしないでも済むようになっていた）。

心身ともに落ち着きを取り戻した昭和五十三（一九七八）年から数人の仲間たちと園内売店の仕事を始め、平成四（一九九二）年からは入所者自治会の役員も務めるようになった。

こうして、私は保養園の生活に慣れていった。

治療

保養園へ入所してすぐＤＤＳの内服治療を始めたところ、しばらくして、斑紋が徐々に消えていっため、「この病気は不治の病などではない、治る病気だ」、と思い始めた。

すでに治療をしている人たちも同じように思っているようだった。ただ、斑紋とは違う皮膚の発赤や硬結（熱こぶＥＮＬ）、発熱、神経痛、視力低下など、薬（化学療法）の副作用で苦しんでいる人も多く、治療は簡単ではなかった。どの薬を、どのくらい処方すべきか、医師は苦労していた。

その一方で、薬を飲んでいる患者は、その時々の身体の異常、例えば、発熱、頭痛、神経痛、熱こぶ、視力低下などを医者にうまく伝えないと取り返しのつかない後遺症を残してしまうのではないかと、いつも心配していた。また、医師が自分たちの言い分に耳を貸してくれるかどうかという懸念もあった。その上、薬の副作用だけでなく、いったん収まった病状が悪化（再燃）することもあり、気が休まる暇はなかった。

私も治療（ＤＤＳ内服）を始めて一年ほど経ってから、皮膚に硬結ができて、発熱が続いた。熱こぶといわれる慢性に経過する副作用だったが、私の場合は長かった。さらに左腕の激しい痛みがしばらく続いた後、親指から小指までの五本の指が曲がってしまった（ワシ指）。それほど痛まなかった右手も徐々に指が曲がっていった。左腕の知覚障害は重症だったが、右腕は軽症で、触覚（触った感じ）は残った。

強い薬を飲むと後遺症が出やすいことは（経験的に）知っていたが、医者から、「処方した薬をちゃんと飲まないと治らないよ」と言われたため、リファンピシンも内服した。リファンピシンで失明した人を見ていたので恐ろしかったが、治りたい一心だった。副作用のなかで失明が一番恐ろしかった。副作用や後遺症が悪化しないように、何をおいても理学療法や鍼灸を受け、不味くても三食は残さず食べ、睡眠にも注意して体力をつけるようにした。ただ、酒は止められなかった。酒量は減らせたが、毎晩、飲まずにはいられなかった。今でもそうだが、私にはそういう意志が弱いところがある。

治療を始めたころは、ハンセン病は治るにしても、どんな経過を辿るのかが心配で余計なことを考える余裕がなかった。しかし、病気が落ち着くにつれて、ハンセン病に効果がある内服薬があるのなら、薬さえ処方してもらえれば家でも治療できるはずだ、療養所に入らなければ薬がもらえないのはおかしいと思うようになった。しかし、そのころは、そういうことを口にできる時代ではなかった。

ハンセン病患者は療養所に入らなければならない、とらい予防法が定めていた。ただ、予防法がなければ保養園に入らなくても済んだ、職場を去らなくても済んだ、家族が離散することもなかった、何よりも偏見や差別による数々の仕打ちを受けることもなかったと、心のなかで愚痴を繰り返しながら、割り切れない思いが昂った。

元上司の面会

入所してしばらくしたある日、突然、私が勤めていた営林署の上司だった経理課長が面会に来た。

ちょうど治療が効を奏して、顔や身体の斑紋が消え始めたころだった。福祉分館から呼び出されて面会室まで行くと、課長が一段高くなった床に置かれた椅子に腰掛けていた。私は、課長より一段低い床の椅子に座るように言われた。

上と下の段違いの床にはそれぞれテーブルが置かれていて、その二つのテーブルを挟んで、課長と私は真正面から向きあう格好になった。それだけではなく、二人の間は木製の格子で仕切られ、お互いが往来できないようになっていた。留置場の接見室にそっくりの面会室だった。さらに、ハンセン病の伝染を防ごうとしているのか、面会者と入所者の間には相当の距離があった。

その面会室の異様な造作と、上段の椅子に腰掛けている元上司と、下段の椅子に腰掛けている私との二人が目線を合わせるためには、彼が私を見下ろし、私が彼を見上げるという位置関係になることに度肝を抜かれてしまい、頭のなかが真っ白になって、考える余裕をなくしてしまった。

課長は、そんな私の顔を見るなり、「元気そうだな」と言い、私が去った後の職場の様子を話してくれた。もともと課長は人情家で、部下の面倒見の良い温厚な人柄だった。にもかかわらず、私は、課長が保養園まで訪ねてくれたことを、直属の上司が元部下の入所確認をするために来たと思い込んでしまい、わざわざ面会に来てくれた課長の気持ちを思う余裕はなかった。

課長は、「どこにいても、どんな境遇でも、それぞれ生きる意味がある。強く生きてくれ」、「生きてさえいれば、いつかきっと良いこともある。生きていて良かったと思う日が必ずある」、と、頻りに私を励ます言葉をかけてくれたが、「早く治って帰ってこい」、とは一度も言わなかった。厳しい療養所生活のなかで感覚が敏感になっていた私は、「治って帰って来い」と言われなかったそのことが気になり、頭の芯に棘が刺さるような気分の悪さを覚えた。

そのころは、ハンセン病患者が一度療養所へ入所したら二度と社会へ帰ることはないと言われていたから、課長の言い分は無理もないことだった。むしろ、私の気持ちを傷つけないように、気をつけて言葉を選んでいたのかもしれない。しかしそのときの私は、課長の言葉を偏見と無理解に満ちたものとしか受け取れず、遠い秋田から保養園まで足を運んでくれた温情を汲む気持ちの余裕はなかった。

結婚と断種

昭和三十六（一九六一）年二月、二十七歳のときに、間に立つ人がいて北海道出身の女性と結婚式を挙げ、園内で披露宴をした。妻となった女性は、色白で面長、利発で、よく笑う、率直な人柄だった。

結婚後は夫婦舎に移った。それまで大部屋住まいだったため、夫婦舎での妻と二人の生活は何にもまして有り難かった。療養所に入所しているという現実を忘れることはなかったが、独り身の孤独で荒んだ気持ちが慰められ、しばらく穏やかな毎日が続いた。

結婚して四～五ヶ月経った夏の始めごろ、妻が、何となく気分が悪い、食欲がないと訴えるようになった。それが悪阻《つわり》だとは気づかず、内科の診察を受けたところ、妊娠していることが解った。

今でもはっきり覚えているが、妻が受診している内科からの呼び出しに応じて診察室を覗くと、担当の女医が私の目を見て、「困った人たちだね」、と言った。咄嗟に、「何で困った人たちなのか」、と女医に問い直すと、「貴方の奥さんが妊娠しているということで困っている」、と言葉を突き返された。

当時の保養園では、結婚する前に断種手術をする習慣があることを知っていたが、私は手術を受けていなかった。昭和三十五（一九六〇）年二月に入所したばかりの私は、ハンセン病の治療を始めて一年も経っていなかった。

昭和三十（一九五五）年代の内服治療は、五年、十年、十五年と長い経過観察をするのが普通で、そのころの私の皮下のらい菌は未だ陰性になっておらず、また、薬の副作用の熱こぶも発症していた。断種手術どころではなかったが、それを言えば、「でも結婚する暇はあったんでしょう」、と言われるのがおちだっただろう。

病気が充分治っているとは言えない私たち夫婦が、果たして健康な子どもを授かるのか、仮に子どもを授かったとして、ハンセン病からその子を守れるのか、どうやって育てるのか、どのようにして教育するのか、などについて医師から問われれば、返す言葉もなく、中絶手術を拒否することなどできなかった。

その後、男の私には改めて断種手術の話があり、これも断ることはできなかった。その当時の私は、私より前に入所した男たちの九割以上が断種手術を受けていることなど知る由もなく、手術をしなくてはならない状況に私自身が追い込まれていることを理解したときは、悪い夢を見ているような気持ちだった。

私の断種手術は園の医師が行った。手術そのものは、肉体的には痛みを感じただけだったが、精神的には、私の存在とプライドを打ち砕くような気分の悪いものだった。

すべて済んでから、私たちが子どもを産めない夫婦になってしまったことを聞いた母は、「普通の社会なら子どもができたら赤飯を炊いてお祝いをするものなのに、こんなことになってしまって本当に申し訳ない。みんな私のせいだ」、と言って涙をぽろぽろ零して泣いた。一方、(ハンセン病ではない)妻の母は、「子どもが生まれていれば私が育てることができたのに、なぜ私に相談しなかったのか」、と長いあいだ悔しがっていた。

「困った人たちだね」と言った女医が、「保養園の外にいる人で育児を頼める人がいるか」、と聞いてくれさえしていれば、妻の母を思い出して頼ろうとしたかもしれないが、そういう質問はいっさいなかった。ただひたすら、生むべきではないという理屈で追い詰められ、生まないことを承知させられた。

私は、このときのことを思い出すたびに、ハンセン病療養所で生まれた子どもは、法律がどうこう言うのではなく、国が責任を持って育て、教育すべきだ、そうすべき道義的責任がある、といつか声を大にして言いたいと思っていた。私たちの人間としての尊厳をないがしろにし、人間性を否定し、憲法で守られた日本国民としての権利を踏みにじった、（本人が望まなかった）中絶や断種をしたことは、どんな言葉をもってしても言い訳できるものではなく、私は決して許すことができない。責任は国と療養所の双方にある。

昭和三十六（一九六一）年といえば、平成天皇が御成婚されて二年目、昭和三十九（一九六四）年の東京オリンピックを間近に控えて、日本中が明るい話題に溢れていた。にもかかわらず、私たちハンセン病患者は、日本の片隅に設けられた療養所の、そのまた片隅に取り残され、世間から忘れられ、貧困な福祉と医療のなかで喘いでいた。日本のハンセン病対策は時代遅れで、間違っていた。

作業返還と労務外出

私が保養園に入所した昭和三十五（一九六〇）年は、すでに第一次予防法闘争は終わっていて、全患協運動は経済闘争の時代になっていた。昭和三十（一九五五）年ごろから作業返還（それまで患者がしていた園内作業を、職員がするようにしたこと。国は療養所職員を増員しなければならなかった）の動きがあったが、職員の増員は微々たるものだった。それも、保養園の近所に住む小母さんたちが介護員になっただけのことで、専門的知識がある人たちを雇ったわけではなかった。

雇い入れ第一陣は、第一次予防法闘争のときに、ハンストをした入所者の仕事を代行したアルバイトの人たちで、介護とは何か、ということを理解している人は少なかった。なかには文字が書けない人がいたり、私たちを、「座敷ぶた」と言って憚らない偏見に満ちた人もいた。看護や介護の質は、患者作業のころの方が上だった。

その後、少しずつ介護の仕事ができる人が入ってくるようになったが、偏見と差別意識を持った職員は長い間なくならなかった。なかには重症者を親身に介護してくれる人柄の良い人もいたが、そうでない職員の方が多かった。

昭和四十（一九六五）年代の後半ごろから介護員の質が目に見えて良くなった。恐らく、戦後生まれの人が増えて、戦前の無茶苦茶な偏見と差別意識に染まった職員が減ったからではないかと思う。それにつれて時代が一回り回転したように、園内の空気も良い方へ変わっていった。

私自身は、結婚、断種手術、ＤＤＳ内服治療によるハンセン病の軽快など、さまざまな経緯があったあと、昭和四十五（一九七〇）年、三十六歳のときに社会復帰することを考えた。職員が増えたため患者作業を辞めることができたので、市内の講習所に通って運転免許証を取得した。青森市内にいくつかの求人もあった。

最初に、市内の家具製造業の会社に履歴書を出した。社長と専務だという二人が面接をした。まず専務に、「あんた良いところに勤めていたんだな。それがどうして辞めたんだ」、と聞かれた。返事の代わりに、「ハンセン病という病気をご存知ですか。松丘保養園を知っていますか」、と言うと、「知りません」という返事だったので、「保養園はハンセン病の患者の治療をしていて、今は病気が治った後遺症のある人たちが住んでいます。法律で社会復帰ができるようになりましたので、この会社で働かせてもらえればと面接を受けました。そのために車の免許も取りました」、と説明した。

専務は、「セールスができるかね」と続けたが、突然社長が、「残念だった。君の前に面接した人を採用することに決めてしまった」と口を挟み、「私の父が保養園に勤めていたんですよ」、と言った。これは採用しないということだと咄嗟に思った。社長の父親の時代は、「ハンセン病は恐ろしい不治の伝染病」と言われて、世間から忌み嫌われていた。そう思うと社長を恨む筋合いではなかった。

次に面接したところは、後で結果を知らせると言われたが、採用通知は来なかった。

その後しばらくして、私が保養園の入所者だということを承知しているオートバイや中古車の販売をしている知人が、帳簿を見てくれないかと誘ってくれた。ただ、給料が安く、一ヶ月三万円だった。昭和四十五（一九七〇）年で三万円は安すぎた。給料ではなく手当のようなもので、それだけでは食えなかった。もちろん他の社員にはもっと高い給料を払っていた。

しかし、他に勤めるあてもなかったため、そこに三年間勤めた。気候の良い四月から十二月まで働いて、雪に埋もれる一月から三月までは休職、という非常勤の条件だった。昔、秋田や北海道の寒さと雪のなかで暮らしていた私には、冬の三ヶ月間は休みということに違和感を感じたが、それも青森の習いだろうと思うしかなかった。

話が決まってからは、毎日、保養園から通った。とにかく、給料が安いので保養園から出るわけに行かなかった。最初に「勤めてくれ」と言ったのは、「手伝ってくれ」という意味だったのだと諦めるしかなかった。もちろん差別されているという意識はあったが、会社に入れてくれただけでも有り難く、雇ってくれた知人には親しみと温情を感じた。

三年間の勤務の間には、その知人の娘の家庭教師をやってくれと頼まれたこともあった。その娘は、同級生の男の子を泣かすような利かん気の性格で、学校から呼び出された親の代わりに先生の苦情を聞いたこともあった。「先生が理解してくれていないだけだ」、と強情を張るのを言い含めて反省文を書かせて学校に出させたりもした。

そのほか、事故を起こした社員の後始末をしたり、保険会社との交渉もした。営林局に勤務した経験から問題処理能力があると見て、面倒で小難しい雑用を私に割り振りしていたのだろう。そういう意味では頼りにされていたのだろうが、三年経って周囲を見回してみると、整備士の資格を持っている若い社員が増えていた。私はといえば、無資格で、保養園から通っている四十歳のハンセン病回復者で、私でなければできないという仕事をしているわけではなかった。自分が何でも屋のような仕事をしている間に、時代はどんどん新しく変わっていた。それで、自分から申し出て会社を辞めた。

しばらく休養をとった後、昭和五十三（一九七八）年から保養園の売店で十五年ほど働いた。平成四（一九九二）年以降は保養園入所者自治会の役員をするようになったが、私は組織のトップに立つのは不得手で、また、そういう器でもなく、今日までずっと自治会副会長や厚生委員など、会長補佐役を務めてきた。

義父と母

母は、一度、保養園で再婚している。義父は函館の人で、プロの写真屋だった。保養園でも、入所者たちの記念写真を撮っていた。写真に使う用具など一式は函館から持ってきていたが、追加の現像液などをどういう経路で入手していたかは覚えていない。大人しい善良な人で、母を大事にし、また、弟たち兄弟を可愛がってくれた。

弟二人が新良田教室に進学したときも、義父は、自分のことは二の次にして仕送りをしていた。保養園のなかでは大きな金を稼ぐことはできなかったから、給与金や、撮った写真の礼金などを貯めていてくれたのだろう。文章も達者で、保養園の機関誌「甲田の裾」に寄稿していた。ただ、政治向きの話は性に合わず、一度も入所者自治会の役員にはならなかった。

義父が亡くなったのは昭和六十（一九八五）年代だった。母より十歳以上も年上だったから八十歳くらいだったと思う。亡くなるころは認知症で、誰彼の区別はつかなくなっていた。母は、この義父が亡くなった後は再婚しなかった。

義父が母を大事にし、弟たちもまた「お袋、お袋」と母を慕っていた。人柄のよい義父と、私を含めて三人の息子たちに囲まれていた母は、保養園のなかで気位を失わずに生き抜いたように思う。そういう意味では、幸せな人だった。亡くなる前は夜中に不穏になるなどの認知症の症状が出ていたが、近しい人の顔は忘れなかった。平成十（一九九八）年、母が八十八歳で亡くなったときは、私と末弟が看取った。

母の通夜と告別式には、私たち四人兄弟が揃って出席した。四人兄弟が顔を揃えたのは、母と二人の弟が保養園に向かった昭和二十七（一九五二）年以来、初めてのことだった。親戚は来なかったが、保養園内外の友人が顔を出してくれた。

そのころのハンセン病療養所のなかで行われる葬式では、園の外から来た人たちは大変な思いをした。ハンセン病という病気そのものと、顔や手足の後遺症に気圧され、怖じ気づき、緊張して、小さくなってしまうのだ。しかし、稀に、葬式でもなければ会えない人々と再会し、互いの境遇を確かめ合い、安否を気遣っているうちに、和気藹々とした空気を醸し出すことがあった。母の葬式のときがまさにそうだった。通夜や告別式、初七日は、大勢の人々が集い、昔の思い出話に花が咲き、笑顔が溢れる賑やかな宴席になった。

葬儀が終わった後、母の遺骨は義父の遺骨と同じく、保養園の納骨堂に納められた。

父

父は長く鉄工所に勤めた溶鉱炉の技師だった。秋田のその世界では、腕の良い、実直な人物として通っていた。そのせいか、ある大学の自動車工学科の非常勤講師もしていた。そういう父の許で、子どものころは、裕福というほどではなかったが、不自由のない生活をしていた。周りの子どもたちが中学を卒業してすぐ就職していくなかを、私と次弟は当然のように高校へ進学した。私が望めば大学にも行くことができただろう。

しかし、母と下の弟二人が保養園へ入所してから、境遇が一変した。もともと口数が少なかった父は、前にも増して余計な話をしなくなった。外目には淡々として始末をしているように見えたが、心中は淡々どころではなかったはずだ。

私が営林局に、また、次弟が高校を卒業して東京の会社に就職したころ、父の最初の再婚話が持ち上がった。あのころの秋田では、いい年をした男が独身を通すのは難しかった。函館の営林局にいた私に、「再婚させたいのだが」、と従姉から手紙で問い合わせがあったときは、「これまでの父の苦労を考えると反対する筋合いは何ひとつない、父の好きなようにさせてほしい」、と即座に返事をした。

父は二回再婚した。二回とも子連れの女との結婚だった。最初の再婚は数年で破綻したが、二回目の再婚相手は気立ての良い女性で、私たち兄弟を大事にしてくれた。この義母は最後まで父と連れ添い、父の最期を看取ってくれた。

振り返ってみると、父は、いつも親戚に迷惑をかけているという引け目を引きずっていた。そのころのハンセン病は、「血筋・家筋」といわれ、家族だけでなく、血のつながった親戚もまた世間を狭くしなければならなかった。

単なる伝染病ではなく、ハンセン病に罹りやすい体質があり、それが遺伝するという間違った考えが世間に浸透していた。そのため、病人を出した一家やその親戚は、下手をすると世間から白い目で見られて辛い思いをしなければならなかった。父は、そういう病人を出した家の当主として、できるだけ親戚に類を及ぼさないように心がけていたようだった。

しかし無情な人ではなかったから、ハンセン病を発病した私たちにも父親としての義務を果たそうとした。社会復帰していた三弟の康年が失業したときに、家に引き取って面倒を見たのは、そうした気持ちによるものだったのだろう。

父が最初の再婚をした当初は、私も父の実家を訪ねたことがあった。しかし、義母に辛く当たられたり、また、私たちがハンセン病になったために、その血筋の者として婚期が遅れた従弟に気まずい思いをさせたりしたため、だんだん父と外で会うようになった。免許証を持たなかった父は、私が車を運転して一緒に遠出をするとたいそう喜んだ。実家を訪ねることはなくとも、こうして父との往来は絶やさないようにしていた。

平成二（一九九〇）年に父が亡くなったとき、青森の保養園に入所していた私と、東京の療養所に入所していた末弟の陸安は、親戚の意向で通夜の席に出させてもらえなかった。

お寺で執り行われた告別式の部屋にも入れてもらえず、外に漏れ聞こえる読経に合わせて門前で合掌して父の成仏を祈るしかなかった。その後も、私と陸安には、父の一回忌、三回忌、七回忌、また、その後の遠忌の連絡はなかった。発病しなかった次弟と、社会復帰していた三弟は、それなりに親戚に受け入れられていたが、療養所にいた私たち兄弟は、実家とは縁もゆかりもない者として締め出されてしまったのだ。

二十年余りの歳月が過ぎてその当時のことを振り返るとき、私は、私と陸安を締め出した親戚たちの気持ちが解り過ぎるほどよく解る。私たちの存在は、彼らがハンセン病の血筋だという証だった。その私たちを世間の前に出すことは、身内の恥を晒すことにほかならなかった。世間の偏見と差別の渦のなかでは、彼らもまた被害者なのだ。

しかし、そうであったとしても、血のつながった親戚たちから受けた酷い仕打ちを、私は忘れることができない。いくら私と末弟がハンセン病療養所に入所していたにしても、実の父親の葬式に息子たちの出席を許さないという非情な行為は、許されるものではない。

私は偏見と差別を憎む。また、偏見と差別を助長したらい予防法を憎む。らい予防法がもっと早く廃止されていれば、私たちの家族や親戚の運命もまた変わっていたと思うと、残念でならない。

療養生活

昭和三十（一九五五）年過ぎから作業返還が徐々に進んだが、職員の偏見や差別はなかなかなくならなかった。ただ、戦後生まれの職員が採用されるようになった昭和四十（一九六五）年前後から、箸にも棒にも引っかからない差別的な態度をとる職員は少しずつ減っていった。それまでは大変だった。「らい予防法があるから保養園があるのだ」、という妙な空気が園内にあり、ときにそれが露わになって不快な思いをすることがあった。

昭和三十七（一九六二）年ごろ、私の縁続きの入所者の母親と妹が面会に来た。その二人が家に帰るとき、駅までの道がわからないと言うので送っていったところ、私たちを追いかけてきたらしい当時の保養園の園長に、「どこへ行くのか」、と詰問された。「面会に来た知人が家に帰るところですが、駅までの道がわからないというので送っていくところです」と答えると、「私が送っていくから、お前は帰れ」、と大声で言われた。入所者の外出禁止令のことを言っているのだと理解して、道案内は園長に任せて帰ったが、不快だった。園長と入所患者の立場の差があるにしても、人と人とが付き合うための礼儀に欠けた振る舞いが、私の気持ちを逆撫でしていた。

この園長はパチンコをよくやった人で、パチンコ屋で入所者を見つけると、「すぐ園に帰れ」、と強い剣幕で言うため、皆から怖がられもし、また、ある意味では軽く扱われてもいた。そのころは、みんなが無断外出をしていたが、見つからなければどうということもなかった。園長以外の職員は、保養園の外で会っても、格別何も言わなかった。

ただし、園長に見つかったら大変だった。それでも、大目玉を食うだけのことだとたかを括ってい た節もあった。デパートやねぶた祭り、海岸、パチンコ屋、飲み屋など、さまざまなところへ外出した。福祉分館に届け出をして許可を貰えば何のことはないのだが、そんな面倒なことをする人は少なかった。

昭和三十六（一九六一）年から、入所者全員が給与金（自用費）を貰えるようになった。わずかな額だったが、それまで石鹸やティッシュペーパーなどの日用品代にも不自由していた生活が、少しだけ潤うようになった。しかし、それだけで足りるわけがなく、作業返還が進んでも園内作業を続ける人たちが多かった。作業をすれば、わずかながら賃料が貰えた。

ただ、私はハンセン病を発病する前は公務員だったので、廃疾年金として辞職したときの給与の六割が給付されており、他の人たちよりはましな生活ができた。当時から入所者の間には格差があって、年金が一番多かったのは傷痍軍人たちだった。他の入所者が苦しい生活をしていたとき、彼らは金銭的には不自由のない生活をしていた。

昭和五十（一九七五）年ごろ、鹿児島出身の二階堂進自民党副幹事長が全患協（全療協）運動に興味を持ってくれるようになってから、入所者に国民年金なみの給与金（身体障害者年金一級程度）が支給されるようになり[2]、生活が楽になった。

しかし、医療や福祉に充てるべき金（国の予算）は、その後も話にならないほど貧しかった。そういう事情を背景に行われていた全患協運動は、ともすると予算獲得運動が先行して、予防法改廃の議論は後回しになっていた。厚生省[3]も、世間の人たちも、予防法問題には関心が薄かった。戦後すぐの第一次予防法闘争が敗れた後は、法律というものは、それがどんなに理不尽なものでも、なくそうにもなくせない、改正しようにも改正できないものだという思いが、私たちの頭に刷り込まれていた。

このころになると、どこへ出かけても文句を言う人はいなくなった。園も外出を規制するようなことはなくなり、無断外出という言葉は存在していたが、そういう意識は薄れていた。ただし、私たちの心は、自由ではなかった。いつも、「外出中にトラブルを起こしたら面倒なことになるかもしれない」、「私たちが静かに大人しく振る舞っていれば世間は黙認してくれるだろうが、もし出過ぎたことをしたら許されないだろう」、という危惧が心のどこかにあった。「ざる法」と言われていたものの、らい予防法は確かな法律として存在していた。

それでも、新幹線も、飛行機も、船も、バスも、タクシーも、利用できる交通手段は何でも利用して、行きたいところへ出かけた。独りで行くこともあれば、数人で行くこともあった。ただ宿泊は、私たちが保養園の入所者であることを知っている馴染みの宿を使うことが多かった。その方が気を使わなくて済んだ。全国に十三ある国立ハンセン病療養所の入所者たちは、電話や手紙を使って連絡を取りあい、利用しやすい宿や店などの情報を互いに共有していた。

いつのころからか、数十人単位の入所者が園のバスを利用して、他のハンセン病療養所、例えば、東京の多磨全生園や群馬県の栗生楽泉園などを、二～三泊の日程で訪問するようになった。また、向こうから保養園にもやってきて、お互いに交流をするようになった。もちろん、食事だけではなく、カラオケ大会や日帰りのバス旅行などを催して皆で楽しめる日程が組まれた。

日々の外出は、食堂や映画館、喫茶店、魚菜センター（市場）などへ出かけたが、誰が何をしているか一望できるような作りになっている衝立や仕切りのない喫茶店や、子どもたちが利用するファミリーレストランなどは入りにくかった。店や利用客から文句が出ないにしても、私たち自身に遠慮する気持ちがあった。

買い物の代金を払うとき、指が曲がった手で財布から取り出した紙幣をレジの女の子に渡すのは気が引けたが、なかには、だんだんに私たちの後遺症に慣れてくれる人もいた。しかし、たいていは、ハンセン病の後遺症に対する訝しげな視線を身体全体に感じて、落ち着かない気持ちになるのだった。

らい予防法廃止

私たちハンセン病療養所の入所者は、長い間、全患協運動を通して予防法改正を訴えてきた。昭和二十八（一九五三）年に法律第二一四号・らい予防法が公布されたあとの全患協運動は、経済闘争に堕ちてしまったと言わてれいるが、私たちはそんな単純な図式で考えていたわけではない。

昭和二十八年以降、全患協が予防法改廃止を訴えても、マスコミも含めて、世間はまったく興味を示さず、とりわけ厚生省は、法の改廃は難しいという立場を崩さず、「予防法があるからこそ、大蔵省との予算交渉を有利に進めることができるのだ」という理屈を通した。そういう空気のなかで、全患協は、とりあえず、一年、一年、国の予算をより多く獲得し、療養所内外のハンセン病患者や回復者、家族、そして社会復帰者の処遇を改善していくしかなかった。

組織としての全患協も、個々の入所者も、「このままではいられない。みんなが年老いてしまう前に、予防法を何とかしなければならない」、と内部的な議論は続行されていたが、なかなか機運が盛り上がらなかった。

ただ、動かない世間を横目に、熱心に予防法改廃問題を訴え続けている人もいた。大島青松園の曽我野一美などもその一人で、保養園に来ると、「武士は食わねど高楊枝」などという理屈で、予防法改正について熱心に語っていた。しかし、予防法がなくなった後の国の処遇、とくにハンセン病療養所を存続させることができるのか、入所者たちの生活の基盤がどうなるのかなどの危惧と不安が先だち、話はなかなか進まなかった。なかには、「俺たちは武士ではなく、百姓の出だから」と言葉を返した人もいて、苦笑いになったこともあった。

いま振り返ると、昭和二十八（一九五三）年以後、ずっと凪のような状態が続いていた我が国の（強制隔離による）ハンセン病対策に最初の風穴を開けたのは、昭和五十（一九七五）年代後半に問題になったエイズ立法の機運ではなかったかと思う。もちろんエイズに対する予防立法はなされなかったが、予防法の前近代性、非人間性を説明するために、しばしば「らい予防法」が引き合いに出され、それが徐々に世間の耳目を集めていった。

昭和が終わって平成の時代に入ると、にわかにマスコミや法曹関係、日本ハンセン病学会、そして、何よりも厚生省が、らい予防法改廃に対して関心を示し始めた。それにつれて、全患協だけでなく、ハンセン病所長連盟なども独自の勉強会を開くようになった。

いつものことだが、ハンセン病関係の問題は、それが表面化したときには、すでに水面下で国（厚生省）が何らかの方針を持っているか予測を立てていることが多かった。そのため、いずれ近いうちに国が予防法を改正する方向に動いているのではないかという予感があった。

ただし、全患協にとっては、いつ、どこで、誰が、どのようにして、どういう結論を目指して、予防法改正の検討を始めるかが問題だった。強制隔離によって療養所に閉じ込められたために、社会とのつながりを断ち切られている私たちには、「武士は食わねど高楊枝」では済まされない切実な問題がありすぎた。

平成六（一九九四）年以降の厚生省を中心とした国の動きは素早かった。長年にわたって予防法闘争をしてきた全患協は、急に後手にまわる格好になった。そうした動きを背景に、平成七（一九九五）年、予防法が廃止される直前に、全患協支部長会議は、後に「九項目の基本要求」と呼ばれるようになった、「らい予防法改正を求める全患協の基本要求」[4]をまとめ、国（厚生省）にその実現を要求した。

後日、全患協が国に求めたこの「基本要求」のみが有名になったが、それとは別に、国と全患協との間で、「予防法廃止に当たって金品は要求しない」、という約束があったことは、あまり知られていない。

今になって考えると、そういう約束があったこと自体、国（厚生省）は、下手に予防法問題に手をつけると、まかり間違えば、強制隔離の後始末として、私たちに賠償金を支払わなくてはならなくなるかもしれない、という危機感を持っていたのだろう。

ともかく、平成八（一九九六）年に、法律第二十八号・らい予防法の廃止に関する法律（資料Ⅰ参照）が公布されたが、その後の療養所の生活は、予防法が廃止されたというだけで何も変わらなかった。

国は、らい予防法廃止が遅れたことに対する謝罪はしたものの、強制隔離による患者・回復者の回復不可能な被害については沈黙したままだった。

偏見や差別はなくならず、社会復帰援助資金は、後遺症がある人の社会復帰には不十分過ぎて話にならなかった。通院、在宅治療の制度化に至っては、それが実現したのか、しなかったのかさえ、私たちには解らなかった。「基本要求」のうちの、「十三国立ハンセン病療養所の存続と再編成・統合反対」と「療養所の現状維持」をまる受けしただけで、新しく何かをしようとする積極的な姿勢はみられなかった。

国の考えがその程度だろうということは予想はしていたが、保養園に来園した厚生省やその他の関係省庁の役人が、「予防法をなくしてやった」、と言わんばかりに大きな顔をして振る舞う姿を見ると、あきれて、がっかりして、白けてしまった。啓発活動も子どもだましのようなものばかりで、本気で取り組んでいるとは思えなかった。当事者の私たちにしてみれば、こんな形で予防法を廃止されて終わりにされてしまうことは心外だった。

そのころ、私たちのこうした思いを真剣に考えてくれた人は、本当に一握りの人しかいなかった。

らい予防法違憲国賠請求訴訟と熊本地裁判決

らい予防法が廃止されたこと自体はよいことだった。ハンセン病予防対策として法で定められていた、医師の届出の義務や、療養所への強制隔離・終生収容は廃止され、外出、物件の移動、就業などの制限がなくなり、また、無闇に療養所から処分を受ける恐れもなくなった。

法律上は、私たちは普通の人たちと同じように生きてもよいことになった。また、全患協の「九項目の基本要求」は、らい予防法廃止に関する法律として成文化され、これまで通り療養所も給与金も、親族の援護も維持されることになった。しかし、それだけだった。

予防法が廃止されても、かっての「ざる法」時代と変わらない日常が繰り返されるだけで、私たちの生活はこれまで通りで何も変わらなかった。何らかの変化があるかもしれないという漠然とした期待はすぐ裏切られた。

国が本気でこれまでの強制隔離対策に謝罪するなり、真剣に啓発活動をするなりしていれば、私たちの気持ちも収まったかもしれないが、国は本当に何もしなかった。全療協（予防法廃止後、全患協は全療協へと名称変更されていた）本部にはそれなりの挨拶があったようだったが、地方の、とくに本州の北端の青森に住む私たちには、国の声は遠かった。

私たちが予防法によって受けた回復不能な被害の重大さをどう思っていたのかを、国は理解できていなかったか、または、甘く見ていたのだろうと思う。

平成十（一九九八）年に、九州地方の回復者十三人が原告となって始まったらい予防法違憲国賠請求訴訟には、早くから注目が集まった。だんだんに原告が増えていったのは、予防法廃止後の国の対応に不満があったせいだろう。ただ、この訴訟が全療協支部長会議を通していなかったこと、賠償請求額が一人につき一億円と高額だったことが問題だった。

当初、全療協はこの訴訟に対して静観の構えだった。その後、原告側の訴状の内容が、これまで全患協や全療協が闘ってきた予防法闘争の本質と変わりないことが解ってくると、静観という姿勢を通すことはできない、という意見が組織内部から出てきた。

しかし、たびたびの支部長会議は紛糾し、議論をまとめきれなかった全療協は、妥協策として、療養所入所者が個々人の立場でこの訴訟に参加することを支持する、という方針を打ち出した（当時も今も、全療協支部長会議は満場一致制で、全国の十三国立ハンセン病療養所入所者自治会々長を務める支部長すべての意見が一致して初めて組織的な方針が打ち出されることになっていた）。

その後、国（厚生省）がらい予防法と強制隔離による加害責任を認めず、訴訟の原告と真っ向から争う姿勢を示すと、それに反発して訴訟に参加する療養所入所者が徐々に増え、熊本地裁判決直前（平成十三年四月十二日）のころの原告数は、全国で千人近く（九五八人）になっていた。もちろん、私もそのうちの一人だった。

平成十三（二〇〇一）年五月十一日に下りた、いわゆる熊本地裁判決は、国は遅くとも昭和三十五（一九六〇）年ごろには強制隔離政策を廃止すべきだった、原告一人あたりの賠償金はおよそ一四〇〇万円（療養所に隔離された期間によって金額は異なる）とするなど、原告側の勝訴だった。

しかし、その後が大変だった。私たち原告は七十歳を超える高齢者がほとんどで、余命は限られていた。控訴審で何年も争っていられる体力も時間もなく、一刻も早く裁判を終わらせたいというのが、みんなの思いだった。

事態を察した弁護団は、「国に控訴を断念させるために最も効果がある方法は、原告数を増やすことだ」と、早々に全国の療養所入所者に積極的に裁判に加わるよう説得を始めた。しかし、全療協は、組織的には介入せず、個々の入所者の意志を尊重するという姿勢を崩さなかった。そのため、保養園では、早くから原告になっていた私たちが療友たちに働きかけた結果、三十人余りが原告として訴訟に加わった。

原告に加わらなかった人たちの気持ちは、表立った動きをして家族に迷惑をかけたくない、原告になったことで園のなかで浮き上がりたくない、一億円の賠償金請求額が現実離れして取り付きにくい、踏ん切りがつかないなど様々だったが、訴訟に反対する声はなかった。

最終的に原告総数は二千人を超える（二三二二人）人数になり、私たちの予想していた以上の数になっていた。判決から二週間後の五月二十五日、内閣総理大臣だった小泉純一郎が、突然、世論に押された格好で控訴を断念したが、その理由として、この原告数の大幅な増加があったことは間違いない。後になって、小泉総理は、控訴断念を自分のスタンドプレイのように振る舞ったが、国（厚生省）が理由もなく場当たり的に控訴断念などするはずがない。

国が控訴断念をした後は、私は、すっきりした気持ちになった。予防法が廃止されたときの裏切られた思いを忘れてはいなかったから、「金品を要求しない」という国との約束を破ったことなど、まったく気にならなかった。賠償金は訴訟に勝訴したことによって自ずとついてきたものだ。

その後、補償法が制定され、原告だけに賠償金が支払われるのではなく、過去に遡って、療養所内で故人となった人々や社会復帰者も含めて、全国のハンセン病療養所入所者すべてに、「補償金」が支払われることになったのは有り難かった（後日、療養所に入所したことのない非入所者などにも補償金が支払われることになった）。もし、補償金を受け取れた人と、受け取れなかった人がいたら、双方にわだかまりが生じて、今のような平和な療養生活は維持できなかったと思う。

また、社会復帰者にも入所者と同等の補償金が支払われたのは当然のことだ。社会復帰した三弟の康年が、偏見と差別のなかで苦闘していたことを身近に見ていたため、もし彼らに補償金が出なかったら不公平感が募っただろう。

ただ、予防法廃止のときに自治会の役員をしていた末弟の陸安は、「金品の請求はしない」という厚生労働省との約束に拘り、訴訟自体にも批判的だった。そのころの末弟は、訴状の請求賠償金額が一人につき一億円を超えていることに不信感を持っており、その他にもいくつか理由があって原告に加わらなかった。そのことで、「強制隔離による被害を追及してきたこれまでの全療協運動の趣旨に対してどう対峙するのか」と、今になって批判されている。弟には弟なりの言い分や反論があるのだろうが、多くを語らないで通しているのをそばで見ているのは辛いものだ。

このごろのこと

地裁判決以後、保養園で目に見えて変わったことは来客が増えたことだ。予防法廃止のときも来園する人が増えた時期があったが、あのときは、国会議員、厚生労働省や地方自治体の役人、らい予防法やハンセン病に興味を持った大学教師、学生、支える会の人々がほとんどだった。しかし地裁判決以後の訪問者は、そういう人たちに加えて、これまで絶縁状態になっていた入所者のきょうだい、甥姪、いとこ、親戚などが訪ねてくるようになった。これらの人々が増えた理由は、啓発活動によって、ハンセン病が恐ろしい伝染病ではないことが分かったということもあったが、一番の目当ては私たちが受け取った補償金ではなかったかと思う。そのことが、そういう人たちを療養所に招き寄せていた。

ただ、ずっと音信がなかった家族や親戚の面会は、懐かしく、嬉しいものだった。また、顔を見せてほしい、故郷の話を聞かせてほしいという思い、そして、来てくれたことに対する御礼の気持ちもあり、いくばくかの金を包む人が多かった。少しずつの人もいたが、一度に百万、二百万という大金を渡す人もいた。そういう話が口コミで伝わってまた来客が増えるといった具合だった。

そんなこんなで、一～二年で補償金を使い果たした人もいた。一千万円という金がどれほどのものか分かっていない人が多かった。

病気になって、青森県立中央病院の個室に入院しなくてはならなくなったとき、手元に金がなくて困ったという人もいた。園が支払う個室代金には限度があり、それを超えた額は自費払いだった。その人は、病気になる直前に、家族に数百万円の金を渡してしまっていた。一度家族に渡した金を病気で必要になったから返してくれと言うわけにもいかないと言いながら、しばらくして亡くなった。気の毒なことだった。

私の補償金は、自分自身のために使っている。妻の分は、妻が好きなようにしている。苦労をかけた父はすでに亡くなっており、とりわけ世話になった親戚もいない。その点は気楽だ。私は、補償金は充分な金額だと思っているが、ハンセン病になったというだけで職を奪われ、五十年以上も療養所に隔離され、園内労働を強制され、断種まで強要されたことを思うと少なすぎるという人もいる。しかし、療養所の医療と福祉が維持され、療養生活が保障されるのであれば、とやかく言う筋合いではないように思う。

判決後、保養園にも社会復帰する者がいたが、その多くは、熊本地裁判決以前に一時帰省（長期外出）を繰り返していた人たちが正式に園籍を抜いて社会に戻っただけのことだった。そうすれば、社会復帰一時金と、社会復帰者に対する特別年金が貰えた。

ずっと療養所にいた人たちは、新たに社会に出るには年をとりすぎていたし、実家の両親はとっくに亡くなっており、兄弟もすでに亡いか、または高齢で、甥や姪の代になっている。故郷に帰りたくても、帰る家がないというのが実のところだ。そういうわけで、地裁判決以後もほとんどの入所者が園に残った。

私も社会復帰する夢はまったく見なかった。妻が病弱だとか、後遺症があるとか、偏見や差別があるとかが理由ではなく、私自身が年をとりすぎて新しい人生を切り開く力が残っていないのだ。

地裁判決後の啓発活動は、予防法廃止のときとは比べものにならないほど活発だった。それでも、ハンセン病に対する根深い偏見や差別はなくならなかった。とくに、家筋、血筋という考え方がしぶとく残っていて、家と家とが関わる見合い結婚などは未だに難しい。

ただし、医学的な偏見は心持ち軽くなっている。世間も、そしてまた私たち自身も、むやみにハンセン病を怖がらなくなった。ハンセン病は慢性の伝染病で滅多にうつったりしない、今の日本には新発患者はほとんどいない、治療すれば治る、などの新しい知識が少しずつ世間に浸透しているように思う。

そのせいか、最近は街に出かけても昔のように人目が気にならなくなり、店内に衝立のないファミリーレストランやスーパーマーケットなどへも気楽に出入りするようになった。時折行くバーでも、妙に気張らないでリラックスしている。こうした変化は、世間の人たちがハンセン病に対して優しくなったこともあるのだろうが、むしろハンセン病という病気に縛られていた私たち自身の心が解放され、自由になっているだのと思う。しかしそれだけでもない。

予防法があったころは、金があっても、社会的地位があっても、いったんハンセン病を発病すると、逃げ道のない袋小路に追い込まれ、廃疾者として扱われて、療養所に入所するしかなかった。しかし、もう予防法はない。喧嘩を売られても五分と五分で闘えるという開き直った思いが、私たちの気持を以前より根太くさせている。世間も、そこはよく承知しているのだろう。

しかし、何があっても隔離される以前の生活に戻れるわけではない。私が生きるはずだった人生は強制隔離によって奪われてしまった。その失われた時間は戻ってこない。今でも、「ハンセン病だから療養所に入らなければならない」、と思い詰め、自分が歩むはずだった人生を諦めて、自ら保養園に入ったころを思い出すと気分が悪くなる。もちろん夢にも見る。

平成八（一九九六）年、らい予防法の廃止に関する法律（廃止法）施行後、私たちは、「らい予防法によってハンセン病療養所に隔離された入所患者」から「人間回復」して、普通の人になったとされている。しかし、療養所入所患者としての履歴が消えてなくなるわけではない。

その後、平成二十（二〇〇八）年には、法律第八十二号・ハンセン病問題の解決の促進に関する法律（ハンセン病基本法（資料I参照）が公布され、廃止法は廃止された。

廃止法の不備な点を正すために基本法が制定されたことを思えば、つべこべと御託を並べるのはどうかとも思う。しかし、らい予防法公布から廃止法施行まで五十年の歳月を要したのに対して、たった十二年で、それも、すんなりと、廃止法が基本法に改正されたときは妙な気分だった。

それにしても、あの悪夢のような予防法の歳月は何だったのだろうかと思う。悪い夢を長く見ていたのだと思うことができれば、それにこしたことはない。しかし、夢ではないことは確かだ。二十六歳で保養園に入所した私は今、八十歳を超えた老人になっている。

昨今は、不意に、あれほど私を苦しめたらい予防法がもう存在しないという現実を身近に感じてハッとすることがある。そんなときは心が平らになって、どんなに長生きしても私の人生はあと十年ほどしかないのだ、その残りの十年くらいは気持ちを切り替えて、さっぱりした気分で生きてみたいと思う。

北方らいの砦といわれた保養園も、近ごろは男の入所者が少なくなった。自治会が頼りにしていた男たちは、みんな働き疲れて死んでしまった。平均年齢が八十五歳にもなれば、それも自然の成り行きでやむをえない。このごろは、いつか皆が頼りにする人物が一人もいなくなったそのときは、私が保養園の自治会を引き受けて最後の踏ん張りをしなくてはならないだろう、などと思ったりもする。それが先に亡くなった療友たちへの供養にもなり、私自身の最後の務めでもあると思っている。

平成二十八年八月聞き取り（於青森）
平成二十九年十二月再聞き取り（於青森）

注

1 労務外出　一定の定義はないが、ハンセン病療養所に籍を置いたまま、日々、または一～三日、または一週間、一ヶ月、一年など、療養所外で働いた後に療養所に帰ること、または、それを繰り返すことを労務外出という。

昭和三十一年、軽快退所決定準則によって軽快退所が認められると、社会復帰や労務外出をする入所者が見られるようになった。その後、療養所内の作業返還が進むにつれて、園内作業よりも賃金のよい労務外出をする入所者が増えたといわれる。ただし、経済的支援も含めて、社会復帰に対する組織的支援が十分でなかったために社会復帰を断念した人々が、やむをえず労務外出という手段を選んだという側面もあった。

2 二階堂進自民党副幹事長メモ　昭和四十一（一九六六）年六月三十日、国民年金法案が国会で成立し、その付帯決議の第二項に、「年金加入以前の障害についても拠出年金の対象とすること……」、第三項に「福祉年金の額を大幅に引き上げる……」、などが記された。これから、全患協による年金獲得に向けた運動が行われた。

昭和四十五（一九七〇）年一月二十八日、鹿児島県出身の二階堂進自民党副幹事長から、らい調査会へ、年金に関する文書が提示された。いわゆる「二階堂メモ」で、以下にその内容を記す。

①拠出制年金制度の運用によって、制度の基本に払拭しない範囲でハンセン病療養所入所者にも弾力的な措置を講じる。

②遅くとも昭和四十五（一九七〇）年四月から実施する。

③この問題は社会保険庁も了解済みである。

以後、問題は紆余曲折し、同年十二月二十九日、同じく二階堂進自民党副幹事長から全患協に、以下のような約束がなされたとされる。

①ハンセン氏病入所者の日用品費について……。

②昭和四十六（一九七一）年度の年金はおおむね八千円を上回る金額を支給する。

③昭和四十七（一九七二）年度は一万円ほどとする。

④昭和四十八（一九七三）年以後は拠出制障害年金一級並みに移行する。

3　厚生省と厚生労働省　昭和十三（一九三八）年一月、内務省衛生局、社会局などが統合されて厚生省となった。昭和二十二（一九四七）年、厚生省内で行われていた労働行政を統合して労働省が発足した。平成十一（一九九九）年、厚生省と労働省が統合されて厚生労働省となった。

4　らい予防法改正を求める九項目の基本要求（第一章の注10に同じ）。

全療（患）協運動と共に歩んだ半生

「この時代まで生き延びた者の背負うべき責務」

語り　藤崎陸安さん

ばらばらになった家族

私は昭和十八（一九四三）年生まれで、四人兄弟の末子として生まれた。親父は溶鉱炉の技師で、鉄工所に勤務していた。末っ子だった私は親父やお袋に可愛がられて育った。

お袋がいつハンセン病に感染して、いつ発病したかは解らない。親父と結婚した当初は、お袋はハンセン病を発病していなかったと思う。長兄や次兄が生まれたころは、発病していたにしてもまだそれほどでなかったが、私が生まれたころには相当進行していたはずだ。

なぜなら、兄弟四人のうち、私のハンセン病が一番重症で、その次がすぐ上の兄（以下、三兄と記す）の康年、そして、一番上の兄（以下、長兄と記す）の幹夫はずっと後になって発病したからだ。上から二番目の兄（以下、次兄と記す）は発病しなかった。

私たち兄弟は、毎日お袋の胸に抱かれ、母乳栄養で育てられた。私たち兄弟の病気の重軽や発病時期を考えると、私がお乳を貰っていたころのお袋の病状が、兄たちのときよりも重かったことは間違いない。

私たちの家は分家で、祖父母とは同居していなかった。お袋の発病を、祖父母は気づかなかったにしても、親父が気づいていなかったはずはない。しかし、親父は淡々としてお袋と同居を続け、私たち四人の子どもを設けた。私が幼かったころ、時々、お袋の兄が訪ねてきていた。この叔父はお袋の病気を気遣っていたのかもしれない。また、近所にお袋と同世代の女性がいて、どういうわけか私たち家族の面倒をよく見てくれた。

お袋と三兄と私のハンセン病は、昭和二十六（一九五一）年の保健所の健診で解ったのだと思う。保健所から来た医者が家族全員を健診し、お袋と三兄と私をハンセン病と診断した。その医者は、強制はしなかったが、できるだけ早く療養所へ入所することを勧めたという。そのころになると、三兄と私は家の風呂に入らず、町の銭湯に行くようになり、食事も親父や上の兄二人とは別々にするようになった。部屋も別になったが、お袋と一緒だったので格別寂しいとは思わなかった。

昭和二十七（一九五二）年、私たち母子三人は、お召し列車に乗って青森まで行った。しかし、幼なかった私は、自分がハンセン病だということを理解しておらず、初めて乗る汽車が物珍しく、また、嬉しく、はしゃいでいたらしい。

保養園に着くと秋田県出身の入所者と入所者自治会の人が待っていたが、初めて見るその人たちの異様な姿を見て、怖くなって泣き続けたことを覚えている。

秋田では、私たちが去った後、親父の兄弟三人が、「三人もハンセン病を出した家から引っ越しをしなければ親戚付き合いはできない」と迫ったため、親父は長兄と次兄を連れて別の家に引っ越したという。母方の実家の消息は何もなかった。どういうわけがあるのか、もともとお袋の家族との付き合いは薄かった。親父もお袋も、お袋の実家の話は口にしなかった。
それ以後、私たち家族はちりじりばらばらになった。

保養園入所と両親の離婚

保養園に入所したときは、私は九歳で小学校三年生だった。入所して一週間後に、親父がお袋との離婚届けを持ってきた。お袋には会わず、福祉室の分館長に書類を預けて、お袋に印鑑を押すように頼んで帰っていった。その書類を見せられたお袋は、親父に会って真意をただしたい、そのために一度だけ家に帰してほしい、と申し出たが、分館長から外出許可が下りず、また、親父も会おうとしなかった。

その当時の私は未だほんの子どもで、わざわざ保養園まで来たにもかかわらず、お袋や私たち兄弟に会いもせずに帰ってしまった親父を、なんと情のない仕打ちをする人だろうと恨んだ。

しかし、当時も今も、私たち一家が住んでいた地域は、ハンセン病に対する偏見と差別が強く、妻と二人の子どもを保養園に入所させた親父の立つ瀬はなかったはずだ。親戚からお袋との離婚を迫られたら拒むことはできなかっただろうし、ただ、ただ、身を小さくしていたと思う。実際、保養園でも、ハンセン病を発病したために夫や妻と離婚した秋田出身の人たちは何人もいた。お袋と離婚した後は、親父の音信は途絶えた。

離婚後のお袋は旧姓に戻ったが、実家との往来はなかった。保養園に入所後しばらくして、一度だけお袋の兄が来てくれたが、親父がそうしたように夜になってからの面会だった。そのころの国道から保養園に入る小道には街灯がなく、人目を避けたい面会人には、昼よりも夜の方が都合がよかった。

こうして私たち母子は、親父からも、親父とお袋の双方の実家からも捨てられた格好になり、保養園が家になった。

子どものころ——治療と学校と毎日の生活

保養園では、お袋は一般療へ、私と三兄の康年は子ども舎の別々の部屋に入れられた。

落ち着く暇もなく、すぐハンセン病の治療が始まった。しかし、治療を受けるために保養園に入ったという自覚はなく、「ハンセン病だから療養所に入るしかなかった」、という思いが強かった。まず隔離（療養所に入ること）することが先決で、その後に治療がついてきたという格好だった。そのころの保養園の入所者の思いは、皆そうだった。

治療は子どもが優先された。私はプロミンから始めて、その後、DDSとリファンピシン、とくにDDSは何年も内服した。三兄はプロミンとDDSのみだった。多分、私の方が重症だったのだろう。

お袋は、三兄と同じくプロミンとＤＤＳのみを内服していた。お袋は重症だったのでリファンピシンを内服した方がよかったのだろうが、副作用が強く出たため、ＤＤＳ止まりだったという話を聞いたことがある。

当時は未だハンセン病の薬物療法は試行錯誤の状態で、薬の副作用に対する処置は簡単にはいかなかった。熱こぶが出たり神経痛があったりするのはまだましで、下手をすると失明することもあった。

学校は、松丘保養園小学校、松丘保養園中学校、その後、双葉分校に通った。小学校の勉強は大したことはなかった。普通に勉強していれば、それで充分理解できた。しかし、中学校の勉強は大変だった。まず、先生自身が教科書の内容を理解していなかった。先生の授業がしっかりしていないので、子どもたちのなかには訳がわからなくなって混乱する者もいた。

私は新良田教室に進学したいと思っていたので、学校で解らなかった内容は寮に持って帰って復習した。数学は予習をしておいて、先生の授業の内容を自分で補いながら理解するようにしていた。私より先に新良田教室に入学した三兄は小学校六年まで秋田の普通の小学校で勉強していたため、私のような苦労はしなかったかもしれない。しかし私は、小学校も中学校も松丘保養園の学校で学んだので、ハンディがあるのではないかと心配だった。

子どもたちの三度の食事は大人と同じで、いつもきちんと出してくれた。昼と夜は、白米の御飯、味噌汁、魚、おひたし、朝は、白米の御飯と味噌汁と漬け物、そのほか、おやつに甘いお菓子やパイナップルの缶詰などが出た。

私が保養園に入ったのは昭和二十七(一九五二)年で、すでに戦中戦後の厳しい食料難の時代は過ぎていたが、時々、こんなものは食えないと思うような粗末な食事が出ることがあった。それでも、腹が空けばそれを食べるしかなかった。

その代わり、「子どもたちにうまいものを食わせてやれ」と、北海道出身の人が大きな塩鮭をいくつも担いできてくれたり、園の面倒見のよい人たちが陸奥湾の浜辺で魚を買ってきてくれたり、どこから手に入れたのか甘いお菓子を振る舞ってくれたり、大人たちがいろいろ気を遣ってくれた。

実の親から切り離されて一人で入所した子どもも、親と一緒に入所した子どもも、子どもたちはみんな平等に大事にされた。ただ、実の親がするような厳しい躾けをしてくれる大人がいなかったせいか、成長してから、「療養所育ちは甘ったれだ」、などと陰口を叩かれた。ともかく、子どもたちは可愛がられた。

衣服は園から支給された。高価なものではなかったが、裁縫部が一人ひとりの身丈に合うように作ってくれたため、夏も冬も困ることはなかった。靴も、粗末なものだったが、それぞれの足にあう靴が支給された。女の子たちは、女の子たち同士でお互いに助け合っていた。子どもたち同士でいがみあうようなことは滅多になかった。

子どもの入浴は朝風呂だった。そのため雪の多い冬などは寒さで震えたが、それでも毎日一回、必ず入浴した。不潔にすれば、すぐ蚤や虱がわくことを知っていたから、みんな身体を清潔にするように心がけていた。

子どもたち同士でよく遊んだ。悪戯もした。大人たちが気をつけてくれて、正月祝い、二月の豆まき、三月のひな祭り、五月の鯉のぼり、七月の七夕、夏祭り、運動会など、いろいろと楽しい催しがあった。慎ましいものだったが、子どもたちはそういう催しを楽しんでいた。

新良田教室への進学

中学校を卒業すると、私は当然のように新良田教室へ進学した。第五期生だった。新良田教室は、ハンセン病の子どもたちの高校教育のために長島愛生園に設立された高校で、もちろん授業料は無料だった。

昭和三十四（一九五九）年四月十日、その日は皇太子御成婚の日だった。私たち（青森から四人、仙台から四人、東京から四人、静岡から三人の計十五人）は、青森始発の列車で岡山に向かった。ただ、まさかお召し列車で行くとは思っていなかったので、びっくりすると同時に怒りを覚えたが、これが私たちの置かれている立場だと悟った。

しかし、それだけでは済まなかった。青森と仙台で乗車した八人は、東京駅でおよそ十時間、鍵をかけられた列車のなかに閉じ込められてしまったのだ。付き添いの人は何の説明もせず、私たちに二食分の弁当を渡して下車したまま、出発の時間まで戻らなかった。

皇太子御夫妻の盛大なパレードに湧いていたその日に、東京駅の片隅の鍵がかかった小さな箱のなかに放置された私たちに気づく人など、誰もいなかった。腹の底からこみあげてくる屈辱感と怒りを押さえながら、私たちはお互いの身の上を話したり、これから行く新良田教室のことを考えたりして、その十時間をやり過ごしたが、そのときの苦々しい思い出は終生忘れられないものになった。

新良田教室の生徒は愛生園に転入所した形になっていて、衣食住も医療費も無料、そのほか、国から毎月五百円の給与金が支給された。高校生活は三兄の康年のころとほぼ変わらなかった。先生たちのなかには、ハンセン病が恐ろしい伝染病だという偏見を持った人もいたが、生徒は大事にされ、授業も熱心に行われていた。私たちも、小学校や中学校での遅れを取り戻そうとして真面目に勉強した。

私は勉強にはそれほど苦労しなかった。先生の授業と、予習復習を普通にするだけで、解らないという科目はなかった。課外活動は野球部と吹奏楽部に入った。野球は大好きで、晴れた日の放課後は毎日グランドに出ていた。雨の日は吹奏楽部の楽器をいじっていた。そのため毎日が忙しく、友達もたくさんいて孤独を持て余すことはなかった。

愛生園の人たちは、私たち新良田の生徒たちには親切で寛容だった。私たちがスイカ畑を荒らしたり、甘柿をもいで食べたりしても、騒ぎになるようなことはなかった。ただし、そういう悪さをするたびに、学校の方には、「また生徒たちが売り物のスイカを盗っていった」、などという話が届き、そのつど先生から厳重な注意を受けた。

卒業前になって、将来の進路をどうするか真剣に考えた。大学に進学するか、就職して社会復帰するか、または、もとの療養所に戻るか、の三通りの選択肢があった。私は大学進学をしたかったが、学資がなかった。秋田の親父は最初の再婚をしたばかりで、私の進学資金を出せるような状態ではなかった。

一度、高校を卒業したことを報告がてら親父の家を訪ねたことがあるが、継母に邪険に扱われ、また親父からも「ここはお前の来る家ではない」と小言を言われた。卒業を喜んでくれるとばかり思っていたにもかかわらず、継母はまだしも、親父から思いもよらぬ言葉を聞いたときは泣くに泣けない気持ちだった。

お袋が保養園で再婚した義父に学資を無心することは考えなかった。保養園の給与金では、私の進学資金を出すことなど、まず無理だった。

結局、私は、新良田を卒業後、大学進学も社会復帰もせず、保養園に戻った。進学を断念したのは学資がなかったためだが、社会復帰しなかったのは、九歳のときに保養園に入所して以来、ハンセン病療養所から出たことがなく、小・中・高校ともにハンセン病療養所のなかの学校で学んだ私が、社会に出て適応できるか不安だったからだ。

その後もあれこれ考えたあげく、保養園に残って入所者自治会で働くことを決心した。私には、社会復帰した三兄の康年のように、「療養所のなかで虚しい人生を送りたくない」、という発想はなかった。むしろ、園に残って入所者自治会で働くことこそが、意味のある人生になるのではないか、という思いがあった。

私にとっては、それまでの人生の思い出が詰まっている、また、幼くて入所した私を可愛がってくれた人たちとの絆がある保養園は、虚しさだけを感じる場所ではなかった。

昭和三十(一九五五)年代末の保養園は、作業返還が進んで、患者による園内作業は楽になっていたが、療養生活そのものは貧しかった。食事や衣服はもとより、本州最北端の豪雪地帯の施設、「北方らいの砦」としての住環境は粗末なもので、病棟や居住棟の防寒防雪対策は不完全だった。その上、医療と看護の水準は話にならないほど劣悪だった。身体の不調を訴えても適切な治療を施されないまま、一日もたたずに亡くなってしまう人もいた。保養園入所者自治会は、このような無残ともいえる療養生活を改善するために、あれこれと走り回っていた。

一方、当時の十三全国国立らい療養所患者協議会(全らい患協支部)には、ハンストまでして予防法闘争をしたにもかかわらず、旧法と大差ない新らい予防法を成立させてしまったことへの自虐を込めて、「国は滅多なことでは法改正をしない」から、「各支部それぞれに持続的な自治会活動を行える自治組織を作り」、世代を超えて「予防法闘争を続ける必要がある」という共通の認識があった。そしてそれは、全患協運動に携わる人々の脅迫観念のようなものになっていた。

このような自治会活動と全患協運動に身を投じることは、私にとっては社会復帰する以上に意味があった。

結婚

昭和三十（一九五五）年代の保養園の入所者自治会役員は、第一次予防法闘争に関わった経験者で占められ、専横なふるまいがあった戦前の古い役員は一掃されていた。そんななかで、私は見習いの若造にすぎなかったが、将来の全患協・入所者自治会の活動を担う者として大事にされていた。そのころは、全国のどこの療養所の自治会にも、私のような若い者が二〜三人はいた。

昭和三十九（一九六四）年、私は全患協本部の書記として、本部のある東京の多磨全生園に転園した。そのころの全患協会長の任期は一期二年で、全患協支部長会議が互選していた。事務局長は会長と支部長会議が承認した人が務めることになっていた。普通、会長は一期二年か二期四年で交代したが、全生園に常駐する事務局長は長く務めることがあった。

常勤の中央執行委員（以下、中執と略す）や書記は、各支部から二〜三年交代で本部に出向し、任期中は全生園に常駐していた。会長と非常勤の中執は、必要なときに上京する決まりだった。

昭和三十（一九五五）年代末から四十（一九六五）年代の全患協は、年度ごとの予算獲得闘争こそ熱心に行われていたが、らい予防法問題は休眠状態だった。中執や書記の主な役割は、年中行事の支部長会議の開催、厚生省との予算交渉、議員懇談会の準備、全患協新聞の発行など、会長と事務局長の仕事を補佐することで、それぞれが分担して担当していた。いつでも、どこへでも駆けつけて雑用をこなさなければならないという気忙しさはあったが、今と違って人材が揃っていたせいか、忙しさは中ほどだった。

そのころ社会復帰先でハンセン病が再燃したため、全生園に入所して治療を受けていた沖縄出身の女性と知り合った。治療経過は良好で、時折、沖縄の肉料理を食べさせてくれたり、趣味の鉤針編みの小物を作ってくれたりした。秋田生まれで青森育ちの私には、南国生まれの明るく利発な彼女が眩しく感じられ、しばらく付き合ってから結婚の約束をした。幸い、この結婚話に反対する人はなく、秋田の親父や保養園のお袋も、彼女の沖縄の家族も了解してくれた。

書記の任期を終えた昭和四十一（一九六六）年、青森に帰って、保養園の聖公会の教会で結婚式を挙げた。秋田出身の夫婦が仲人で、式には、お袋と長兄の幹夫夫婦、秋田の康年夫婦、親父の二度目の再婚相手の女性とその連れ子の娘、そして、自治会役員や聖公会の教会員が出席した。親父は、お袋とその再婚相手の義父に遠慮したのか顔を見せなかった。公民館で行った披露宴には保養園の友人たちも参加して賑やかだった。

結婚後、沖縄の妻の実家とはごく普通の付き合いをした。妻の父親はすでに亡くなっていたが、まだ健在だった妻の母親と、兄二人、姉四人が、私を家族の一員として扱ってくれた。しかし、青森と沖縄では余りに遠すぎて頻繁な往来はできなかった。それでも私たちが沖縄を訪ねたり、沖縄から青森に来てもらったり、できるだけ妻の家族との付き合いが間遠にならないように、また妻が孤独にならないように気をつけていた。

何ごともなく毎日が過ぎたが、ある日、一晩中、妻が帰ってこなかった。翌朝帰宅した妻に、なぜ家を空けたのかを聞くと、保養園の外の産婦人科医院で人工中絶をしてもらったという。妻が妊娠していたことを知らなかった私は仰天したが、それよりも、夫の私に何も言わずに独りで中絶手術を受けた妻が哀れだった。

私に相談せずに中絶手術を受けた理由は、聞かないでも解っていた。一度、ハンセン病を再発して苦労した妻は、常々、「ハンセン病は治ったように見えても、ちょっと油断すると病気がぶり返す難しい病気だ」と言っていた。そのころは、女性が妊娠したり出産したりすると、体力を消耗してハンセン病を再発しやすくなると考えられていた。

また、かつて光田健輔が主導したとされる断種手術が常態化しており、結婚前の男性入所者のほとんどが、半ば強制されて手術を受けていた。そのため、保養園に限らず、国立ハンセン病療養所には、出産や育児のために必要な施設や物品は皆無で、まして、稀な例外を除いて、入所者が出産することは滅多になかった。

そんななか、当時、二十歳そこそこだった妻は、沖縄の実家から遠く離れた保養園で妊娠してしまったことをあれこれと思案し、思い悩み、そして絶対絶命のような気持ちに追い込まれて、私にも相談せずに中絶手術を受けたのだ。ただ、妻をそこまで追い詰めたのは、私が迂闊で至らなかったから以外の何ものでもなく、悔いても、謝っても、許してもらえるものではなかった。妻には本当に申し訳ないことだった。

断種手術

私たちの結婚式より一週間早く挙式した友人がいた。同じ秋田出身で、私たちは夫婦ともども親しくしていた。その人は、結婚してすぐ断種手術を受けており、私にも同じ手術を受けることを勧めた。しかし、私は、迷い、躊躇し、決断することができなかった。

昭和四十(一九六五)年代は、プロミンやDDS、リファンピシンなどの化学療法が軌道にのり、ハンセン病は治癒する伝染病だという認識が進んでいた。そのため、自治会や県人会、宗教団体などを通して入所者と社会との交流が行われるようになり、また、園から外出する入所者も増えて、私自身も、全患協の中執という立場で全国どこへでも自由に出かけていた。

そういう時代のなかで、私は、断種手術など時代錯誤だとたかをくくっていた。しかし、その結果、妊娠した妻は思い悩んだ末に人工中絶を受けて傷ついていた。そんな妻を前にして、私は、出産や育児のための環境が整っていない保養園で、妻が妊娠したらどういうことになるのかを深く考えもせず、また、避妊についても油断していたことが悔やまれた。考えてみれば、これまで保養園で生まれた子どもがいないではなかったが、例外なく里子に出されていた。

私は、妻に対して余りに無責任だったことに気づき、結局、断種手術を受けることを決心した。その一方で、本当にそれでよいのかという躊躇いもあったが、これ以上、妻に辛い思いをさせることはできなかった。

ただし、いったん園に断種手術を申し出ると、私たち夫婦の迷いや躊躇などに構うことなく、どんどん手続きが進み、あっというまに手術が行われ、思い出したくもないような後味の悪さだけが残った。

昭和四十年代始めのハンセン病療養所はそういう世界だった。今振り返ると、悪い夢を見ていたような気がするが、当時の私たち夫婦はそうするしかないように思い詰め、また、実際問題として他に逃げ場はなかった。

らい予防法廃止前後

私は、全患協や全療協本部の書記あるいは中執としての仕事をするために、これまで四回にわたって保養園から東京の全生園に出向した。そんなふうに、青森（保養園）と東京（全生園）を往来する生活ができたのは、本来、私が楽天的で、ものごとに執着しない性格だったからだと思う。どちらかというと、そのころの私は、青森だけでなく東京でも仕事ができることが、わけもなく嬉しかった。

私が最初に全患協本部に出向したのは、長島愛生園にあった本部が多磨全生園に移った昭和三十九（一九六四）年の東京オリンピックの年で、四十一（一九六六）年まで書記として務めた。二度目は、全患協が予算獲得闘争をしながら予防法改正を模索していた昭和五十（一九七五）年から五十三（一九七八）年まで、三度目は、予防法廃止を目前にした昭和六十（一九八五）年から平成四（一九九二）年まで、いずれも中執として務めた。そして四度目が、熊本地裁判決後の平成十七（二〇〇五）年から現在までである。

この間、本部にいなかったときは、青森の保養園の入所者自治会の仕事をしていた（保養園の入所者自治会役員は、入所者全員の直接選挙で選ばれ、任期一年の交代制だった。自治会長は、選挙で選ばれた役員が互選した）。

私も妻も外出する機会が多かったせいか、保養園の療養生活が狭苦しいとか、単調だなどと思ったことはなかった。運転免許を持っていたので、用事があればさっさと車で外出した。車では遠すぎるところには新幹線や飛行機を利用した。偏見や差別があることは承知していたが、保養園のなかであれ、外出先であれ、自分は自由だと思っていた。若かったせいもあり、怖いもの知らずだった。

ただ、ハンセン病を不治の伝染病であると記したらい予防法の存在は、片時も忘れたことがなかった。それは、腫れ物のように私の頭にこびりついていて、私の自尊心を傷つけていた。らい予防法問題は、私の人生の一大事だった。

正直なところ、私は三十年余り予防法闘争に関わってきたが、らい予防法を廃止できるとは思っていなかった。らい予防法改正運動が盛り上がりそうになると、いつも必ず、厚生省はなにがしかの理由をつけて全患協の動きを握り潰し、いったん公布された法律を動かすのは不可能だと言わんばかりに、頑なに予防法に触れることを拒んだ。

予防法が存在するからこそ財務省と厚生省の予算交渉が成立している、予防法がなくなればハンセン病療養所を設置する名目がなくなり、療養所入所者に対する現行の処遇の維持が難しくなるという（厚生省の）言い分の前に、いわゆる、名（予防法改正）を捨てて、実（予算獲得）を取るという全患協運動の苦境が長く続いた。

昭和五十八（一九八三）年になって、多磨全生園入所者自治会長だった松本馨の、「自分たちを苦しめてきた法律が守護神のように思われてきたが、このような考え方は誤りで……予防法は死文化されておらず、この法律がある限り私たちは自由ではなく……終身らい患者の刻印を押されるのだ」、という発言と、全患協会長で、大島青松園入所者自治会長だった曽我野一美の、「武士になるか乞食になるか」という放言のような主張が、皆の注目を集めた。

松本馨の論は正論であると誰もが受け止めた。しかし、曽我野一美の論は、らい予防法の改正（ないし廃止）を求めるなら、ハンセン病療養所の経済的処遇の低下も覚悟するべきだ、そのくらいの覚悟がなければ予防法はなくならない、という法改正の具体的な方法論にまで踏み込んだ強引な論説だったから、改正慎重派だけでなく推進派の人々にも、表向きは不評だった。

私はといえば、未だ腹の定まらない若輩者で、二人の言い分は理解できるものの、予防法が廃止された後の療養所の成り行きが見えないままでは、右にも左にも動けないという思いで立ち往生していた。

その後も全患協は、改正派と慎重派との意見の相違を克服できないまま年を重ねたが、慎重派といわれた人々も改正に反対であるはずはなく、ともかく、平成元（一九八九）年から支部長会議のスローガンに、「らい予防法を改正しよう」という一項が付け加えられることになった。

平成の時代に入ると、全患協は、東京弁護士会、記者クラブ、国会議員などと接触を持ちながら、平成三（一九九一）年に、「らい予防法改正のための要請書」をまとめて厚生大臣に提出した。しかし組織的には一枚岩ではなく、改正された場合のハンセン病療養所や患者および患者家族の処遇に関する思惑をめぐって、支部長会議や学習会、検討委員会などを通して、激しい議論が続いていた。

普通、らい予防法廃止は、平成六（一九九四）年一月の大谷藤郎元厚生省局長の個人的見解[1]、その後に続く、同年十一月のハンセン病療養所々長連盟や、平成七（一九九五）年四月の日本らい学会などの統一見解[2]、平成八（一九九六）年一月の日本弁護士連合会の声明[3]などが世論に訴え、行政府と立法府を動かして成し遂げられたと受け止められている[4]。

もちろん、全患協も、その後身の全療協も、それらによって、らい予防法の存在がマスコミを通してクローズアップされ、事態が流動化していったことを重く受け止めており、衷心から感謝している。しかし、全患協運動の歴史を知る者なら誰もが、それらの見解や声明は、法廃止の導火線となったものであり、それなしに予防法廃止はありえなかったものの、それよりはるか以前から絶え間なく続けられてきた全患協のらい予防法闘争こそが、予防法改廃問題の核心であったと思っているはずだ。

昭和三十五（一九六〇）年に、世界保健機関はハンセン病対策は外来治療で行うべきだと勧告し、国際らい会議も同じような見解を示していた。にもかかわらず、我が国は、平成の時代まで強制隔離を中心にしたハンセン病対策を温存してきた。そいう事情を十分承知していた国（厚生省）が、とうに廃止または改正して然るべきだったらい予防法を、いつ、どのような形で始末すべきかを考えていなかったはずはない。しかし、下手に動けば、ハンセン病関係者だけでなく、一般の国民感情をも苛立たせて収拾が困難になる可能性があった。

そのようななか、平成七（一九九五）年十一月に、全患協支部長会議がまとめた「九項目の基本要求」は、らい予防法廃止を前提にして、ハンセン病療養所、入所者、社会復帰者、そして、それらの家族の法廃止以後の処遇の維持を（国に対して）求めたものだが、考えようによっては、国が考えるべき手間を、当の全患協が省いてやったようなものだった。

平成八（一九九六）年、戦後四十四年間にわたって続いたらい予防法が廃止され、同時に、九項目の基本要求を下敷きにした法律第二十八号（平成八年）・らい予防法の廃止に関する法律（廃止法）が公布された。

しかし、全患協内部には、平成に入ってからの、国や、国の諮問機関の素早すぎる動きと、予防法廃止以後の入所者や社会復帰者に向けた処遇に関して、国に対する根強い不信と不満がくすぶっていて、素直に喜んでばかりもいられなかった。

後になって、曽我野一美が、「我々は、九項目の要求を担保にして、恐るおそる（予防法廃止という）火中の栗を掴んだのだ」、と述懐していることを考えると、彼も、その他の支部長たちも、この九項目の基本要求の法文化のみで、予防法廃止以後の（ハンセン病療養所および入所者や社会復帰者に対する）保障がこれまでと同じ水準で継続されるわけはないと腹を括っていたと思われる。

予防法廃止以後、そして母の死

らい予防法廃以後の成り行きは、かねて心配していたことが現実になった。国（厚生省）はらい予防法の見直しが遅れたことを詫びたものの、それまでのハンセン病対策によって、ハンセン病療養所入所者や社会復帰者が受けた人権侵害に対する謝罪の言葉はなかった。全患協がまとめた九項目の基本要求の第一項目に、らい予防法による損失の補償を挙げているにもかかわらず、被害の実態を直視せず、責任を曖昧にして棚上げしようとする国（厚生省）の対応に、その真意を問う声が上がったのは、当然の成り行きだった。

予防法廃止後の国の政策は、ハンセン病療養所や入所者の処遇の現状維持をいうばかりで、目新しいものはなかった。啓発活動なども行われたが、「ハンセン病は仮に感染しても滅多に発病しない慢性感染症で、適切な治療をすれば治癒する」という医学的な論点以外は、内容が粗雑だった。とくに、これまでのハンセン病対策を遂行してきた国の責任に対する言及が曖昧だった。政府立法だったことが、良くも悪くも法廃止後の空気を支配していた。

当初、国は、予防法廃止後十年程度は「現状」を維持するが、その後は、状況の変化に応じて、療養所や入所者、社会復帰者への対応を考えていくという言明をしていた。しかし、そもそも、国が何を以て「現状」とするのか（当時も、そして今も）解っていなかった。とりあえず全療協は、年ごとに人事が交代する厚生省と連絡を取りあい、その一方で、予防法による被害を受けた療養所入所者や社会復帰者と密接な情報交換をして、現状なるものを見極めようとしていた。

法廃止後の療養所は、厚生省、国会議員、地方自治体の首長などの謝罪訪問、また、「人間回復」を祝う祝賀会、講演会、シンポジウムなどで賑やかに見えたが、いまひとつ士気が上がらず、あちこちがギクシャクしていた。

そうこうしているうちに、平成九（一九九七）年八月十二日にお袋が亡くなった。八十八歳だった。その数年前からお袋は身体の不調を訴え、私たち夫婦が青森に帰ることを望んでいた。私は、昭和六十（一九八五）年から全患協中執として十年余りを務めていたため、すぐ青森に帰ることもできたが、後任人事が決まるまで（全療協）本部に留まった。

平成四（一九九二）年に後任が決まって保養園に戻ったころには、お袋の容態は悪化していて、寝たり起きたりの生活になっていた。小学生のときに、お袋に手を引かれて保養園に入所したくらいだったから、私は母親っ子で、お袋も私を頼りにしていた。保養園に戻ってからの生活は、万事、お袋中心に回った。

お袋が病棟に入室すると、毎朝必ず病棟に寄り、それから入所者自治会室に向かうのが私の日課になった。妻も一日一回は病棟を見舞っていた。お袋はお気に入りの私が病室を訪ねるようになってからは、兄たちを追い求めるようなことはなくなった。

生前のお袋は、私たち三人兄弟がハンセン病を発病したことを苦にしていて、夜中に目覚めて暗澹とした気持ちになると、口癖のように言っていた。亡くなるころには、暗くなると知らない人が訪ねてくる、手や足に虫が這うなどと言ったりもした。ただ、気は確かで、私たち兄弟や知人の顔を見間違えるようなことはなかった。そういう生活が五年ほど続いた後、夏の暑い盛りの平成九（一九九七）年八月十二日、お袋は、私たち夫婦と長兄夫婦、そして、病室を訪ねていた友人たちに看とられて息をひきとった。

葬儀は、お袋が所属していたキリスト教会で行われ、喪主は長兄が務めた。通夜と告別式は、ハンセン病を発病しなかった次兄も含めて兄弟四人が揃った。私たちが保養園に入所して以来、四人兄弟が一堂に会したのは、お袋の葬式が最初で最後だった。通夜も告別式も、部屋いっぱいに人が集まって賑やかだった。

私は、お袋が亡くなってからさらに九年間、保養園に留まって自治会の仕事をした。その後、平成十七（二〇〇五）年、当時の全療協事務局長神美知宏に乞われ、三回目の中執として多磨全生園に移った。

らい予防法違憲国家賠償請求訴訟

平成十（一九九八）年八月ごろ、「予防法廃止後の保障を不満とした九州地方の入所者と社会復帰者十三人が国を相手に一億円訴訟を起こしたらしい」という話が伝わってきた。しかし、本州の北端にある保養園に情報が伝わるには時間がかかった。そのうち、詳しい事情が解らないまま、賠償金の請求額が一億円を超えているという話が一人歩きして全国に広がっていった。私は、予防法廃止当時の、「金品を請求しない」という全患協と国（厚生省）との約束があったことを思い、どういう人たちが、どういう弁護士を立ててこのような訴訟を起こしたのか不審に思った。

全療協を通した断片的な情報によって解ってきたことは、「らい予防法違憲国家賠償請求訴訟」として熊本地方裁判所に提訴されたこの訴訟が、予防法で受けた人権被害および予防法廃止後の国の対応の不備に対して、賠償金請求を申し立てたものだということだった。訴状の趣旨は全療協の主張とおおむね違わず、加えて、原告一人につき一億円の賠償金を請求していた。

しかし、この訴訟が全療協支部長会議を通さず、また一億円という賠償請求金額が、全療協本部と全国十三療養所の支部長たちに不審感を抱かせ、慎重にさせていた。

その後、東京地方裁判所、岡山地方裁判所においても、それぞれ、「らい予防法人権侵害謝罪・国家賠償請求訴訟」が提訴され、訴訟は全国的に広がっていった（後に熊本地裁への提訴は西日本訴訟、東京地裁は東日本訴訟、岡山地裁は瀬戸内訴訟といわれた）。このころになると、とりとめのない人づての伝聞ではなく、本部経由で訴訟の概略と進捗状況が保養園にも入ってくるようになった。

以後、全療協本部と各支部は、組織としてこれらの訴訟を支持するか否かの判断を迫られていくことになるのだが、この提訴が全療協組織とは別個の動きだったため、当面は、「静観」ということになった。しかし、提訴の趣旨がこれまでの予防法運動と寸分違わない以上、いつまでも静観といって無視していられるものでもなかった。

こうしたなか、平成十（一九九八）年十月三十日、国が、原告の訴状を全面的に否定した「答弁書」を熊本地裁に提出したことが、全国の療養所入所者の反発を買い、それまで沈黙を守っていた曽我野一美元全患協会長が原告に加わるなど、にわかに訴訟に対する動きが流動的になっていった。平成十一（一九九九）年四月の全療協定期支部長会議は、「らい予防法違憲国賠請求訴訟は、その趣旨が全療（患）協の予防法闘争と変わらないものであり」、「裁判の判決の如何によっては今後の療養所と入所者の生活に重大な影響を及ぼすことは間違いない」から、「全療協組織の総意をもって支持する」と決議し、それまでの「静観」から大きく方向転換した。

しかし、平成十二（二〇〇〇）年二月の臨時支部長会議において、本部から、『国賠請求訴訟の早期全面解決のために全療協はこれを支援する」という、「支持」から「支援」に一歩踏み込んだ案が提出されたが、一部の支部長がこれに同意しなかったため議論が紛糾した。「支持」と「支援」は同じように見えるが、原告を遠くから見て「支持」することと、原告の気持ちに近づいて「支援」することとは、まったく違うというのだ。

結局、「全療協組織として訴訟を支援する」、という本部案は承認されず、本部は、「各個人の立場からの国賠請求訴訟を支持し」、「全療協としての具体的取り組みについては、本部の判断によって適宜対応する」、「この訴訟に対する被告、国の答弁書、準備書面に見られる国の姿勢と見解に対して、全療協は遺憾の意を表し、文書を持って（国に）申し入れを行う」、という確認事項をまとめて支部長会議の収拾をはかった。

以後、個人として訴訟に参加する原告が日に日に増え、熊本地裁判決直前の原告数は全国あわせて七七〇〇人ほど、原告勝利の熊本地裁判決が下りて、小泉純一郎首相が控訴断念を約束した前日の平成十三（二〇〇一）年五月二十一日には一七〇〇〇人あまり、控訴断念二ヶ月後の八月十日には二三二二人まで膨れ上がっていた。同年の全国国立ハンセン病療養所入所者総数は四四〇〇人ほどであり、全入所者のおよそ五割が原告になっていたことになる。

数は力だとも言われる。控訴か、控訴断念か、どちらに転んでもおかしくない情勢だったが、小泉首相が控訴断念してくれたのは、高齢者を抱えていた全原協および全療協としては有り難いことだった。

ただし私自身は、最後まで原告に加わらなかった。お袋が死んだ直後の喪中だったこともあったが、理由は別にあった。私は熊本地裁への訴状の内容は、二点を除いてはすべて理解し、共感することができた。私が受け入れ難かった二点とは、一つは、原告が賠償金として一人につき一億円を請求したその背景が解らなかったこと、もう一つは、なぜ提訴する前に全療協に諮らなかったのか、ということだった。全療協組織とその運動を理解している者なら、支部長会議との事前協議なく訴訟を起こすはずはない、という思いがあった。

あとになって一億円の賠償金請求金額については、予防法によって受けた被害に対する補償の目安なのだという解釈が通るようになったが、依然として私は釈然としないものを感じていた。

たしかに、平成八（一九九六）年の予防法廃止以後、国は、ハンセン病問題はこれで解決したと言わんばかりに振る舞い、また、これまでの強制隔離施策によって私たちが受けた被害に対する謝罪もしようとしなかった。これには、全療協本部だけでなく、全国の支部組織も、個々の入所者や社会復帰者も、不快感と不信感を感じていて、以後の全療協運動の強化を模索し始めていた。しかし、まだ、ひとっ飛びに訴訟に訴えるという次元の問題ではなかった。

私が訴訟に加わらないと頑固に主張していることに気を揉んだ長兄の幹夫や友人たちから、「訴状の趣旨に同調できて、国の答弁書に異論があるなら、この訴訟に加わらないのは理屈に合わない」、「これまでの全療協運動と予防法闘争の経緯を知っていながら、この訴訟を黙って見過ごすのはおかしい」などと説得されたり、揶揄されたりしたが、私の思いは変わらなかった。

とにかく、原告が提出した訴訟の内容を否定する気持ちはさらさらなかった。加えて、まるで予防法による人権侵害などなかったかのような国の答弁書には腸が煮えくりかえっていた。しかし、かといって私自身が訴訟に加わることは、どうしても気持ちがしっくりしなかった。

国賠請求訴訟である以上、賠償金の請求なしに裁判は成立しないということも解っていたが、それが先立つ提訴なら私には意味がなかった。これまでの全療協運動の趣旨は、国の政策の間違いを正し、謝罪させ、偏見や差別に向き合い、療養所の処遇の維持と改善を求めるのが先だったはずだという思いが、根強く私の腹に溜まっていた。

ただ、亡くなった神美知宏全療協会長から、「原告にならなかったことは、国のハンセン病対策に真正面から向き合う気持ちがなかったからだ。訴訟の出発点が受け入れ難くても、状況を整理すれば原告になれたはずだ。それができなかったのは、自分の感情に負けてしまったからだ」、と批判されたときは辛い思いをした。

熊本地裁判決と訴訟和解

平成十三（二〇〇一）年五月十一日、熊本地裁は、らい予防法違憲国賠請求訴訟に対して、法律二一四号・らい予防法が平成八（一九九六）年まで放置されたことの違憲性を指摘し、行政府である厚生省および労働大臣は遅くとも昭和三十五（一九六〇）年までに、また、立法府の国会議員は昭和四十（一九六五）年までには改廃に着手すべきであったが、それをしなかったとして、原告一人につき一億円の損害賠償金請求に対して、およその一割の賠償金の支払いを命じた（療養所入所時期および入所期間などによって金額が異なる）。

その当時、私は保養園自治会々長をしていたが、この判決は嬉しかった。頑なに原告になることを拒んだにしても、訴状の内容には共感もし、訴訟の成り行きを心配もしていたから、原告勝利の判決を聞いたときは心底ホッとした気持ちになった。

判決は、私たちハンセン病患者・回復者の広範な人権被害の歴史をはっきりと認めたもので、らい予防法廃止のときの、頭に霞がかかったようなもどかしい思いを払拭するのに十分な内容だった。全国のハンセン病療養所入所者や社会復帰者で、原告になった者も、ならなかった者も、この判決を喜ばなかった者はいなかっただろう。

ただ、その後が大変だった。全原協も全弁連[6]も、そして全療協も、何としても国の控訴を阻止し、訴訟の早期終了をはかりたかった。控訴されて、また何年も争うには皆が年をとり過ぎていた。控訴阻止のためには原告数を増やすことが大きな効果があるという弁護団の考えが全国の療養所に伝わるのに時間はかからなかった。情報を掴んだ私の長兄などは、保養園の療友を素早く説得して回り、当初十人程度だった原告数を、五月二十一日には三十人にまで増やしていた（全国的には、新たな原告九二三人の大量提訴となった）。長兄によれば、原告に加わらなかった者のなかにも、提訴そのものに反対している者はいなかったということだった。

五月二十三日、全原協および全弁連と面会した小泉純一郎首相が控訴断念を表明したその日は、私も上京して首相官邸前で垂れ幕を持って座り込みをした。訴訟に加わった者も加わらなかった者も、皆が気持ちを一つにして控訴阻止に向かって動いていた。同日、福田康夫内閣官房長官が、熊本地裁判決に関して控訴を断念する政府見解を示し、翌々日の五月二十五日には、小泉純一郎総理大臣による同趣旨の総理大臣談話（資料Ⅱ参照）が公表された。

控訴断念が決まった一ヶ月後の六月二十二日に、「ハンセン病療養所入所者等に対する補償金の支給等に関する法律[7]（補償法）」が施行され、「賠償金」が「補償金」と名を変えて、原告であるなしにかかわらず、隔離経験がある者すべてに一時金が支払われることになった。しかし私自身は、これまで国が頑なに拒んできた「隔離による損失の補償」を、急遽、補償金の支払いと名目を変えて、ことを穏便に済まそうとしているように思えて、よい気持ちはしなかった。

もともとこの国賠請求訴訟は、らい予防法に因る被害に対して国が謝罪しなかったことを不満として始まったのであり、最も重要なことは、「補償金」の支払いのみで事を終了させることはできないはずだった。ただ、それについては、全原協も全弁連も全療協も早くから検討を始めていたと、後になって知らされた。

平成十三（二〇〇一）年七月二十三日、原告団と厚生労働副大臣とが、①国は謝罪をすること、②熊本地裁判決に基づいて一時金を支給すること、③国の法的責任に基づいて恒久対策を行うことなどを取り決めた基本合意書[8]に調印した。これを受けて、まず西日本訴訟（熊本地裁）が和解を受け入れ、その後、東日本訴訟（東京地裁）および瀬戸内訴訟（岡山地裁）においても和解が成立した。

同年十二月二十五日、この基本合意をもとに、その後の統一交渉団[9]の行動のよりどころとなる、「ハンセン病問題対策協議会における確認事項[10]」がまとめられた。

国賠訴訟和解以後、そして妻の死

国賠訴訟和解後は、全国のハンセン病療養所がそうであったように、保養園でもさまざまな出来事があった。寛仁親王殿下の御来園、北海道や秋田県、青森県の各知事、衆参議員、厚生労働省などの謝罪訪問、そして、法務省や厚生労働省主催のシンポジウムなどが行われ、入所者自治会は休む暇がないありさまだった。個人的には、青森県内だけでなく東北六県のあちこちの講演会に呼ばれて気ぜわしい日々を過ごした。

一方、入所者の家族や親戚がよく顔を見せるようになり、保養園内にある宿泊所はこれまでにない賑わいを見せた。らい予防法廃止のときにもいくらか訪問客が増えたが、その比ではなかった。どんな理由にしろ、これまで孤独だった人に面会人が現れるのは悪いことではない。そう思って、職員にも入所者にも、来客のもてなしに失礼がないように心がけてもらった。

平成十三（二〇〇一）年十二月に厚生労働省と締結した、「ハンセン病問題対策協議会における確認事項」を推進する委員の来園もあった。平成十六年四月には、真相究明のための検証会議が松丘会館で開催され、園内作業、断種、中絶、社会復帰、子どもたちの教育など、保養園の過去の出来事が多方面から検証された。このときは、三兄の康年が、偏見と差別のなかで社会復帰者がどのように生きたかについて証人に立ったが、十分な証言をする間もなく話八分で打ち切られてしまったため、本人は不完全燃焼で不満が残ったようだった。

一方、この検証会議の前年の平成十五（二〇〇三）年十一月に熊本で起こったアイレディース宮殿黒川温泉ホテルの宿泊拒否事件は、同ホテル、菊池恵楓園入所者、そして、ふるさと訪問事業として同ホテルへ菊池恵楓園入所者の宿泊予約をしていた熊本県庁を巻き込んで、ハンセン病患者・回復者に対する偏見と差別を象徴する事件として全国を騒がせた。年末に同ホテルの社長が、事件の顛末の説明と謝罪をしたいと保養園を訪れたときは、話を聞くまでもないとして帰ってもらったが、改めて、この事件の持つ人権侵害の重大な意味を考えさせられた（平成十六年二月、同ホテルは旅館営業法違反で営業停止処分を受けた）。

そうこうしているうち平成十五（二〇〇三）年の初夏、妻が、「視力がおちているわけではないが、目がおかしい」と言い出した。眼科を受診すると、「甲状腺機能亢進症によるバセドウ病だ。ただ、病状が普通でないところがあるので精密検査をする」、ということだった。ところが十月になって全身の皮膚が黄色になった。黄疸だった。青森県立中央病院精密検査を受けたところ、膵臓癌と診断され、「甲状腺が原発巣なのか、膵臓が原発巣なのか解らないが、悪性腫瘍だ」、と言われた。

医師に勧められるまま癌病巣切除手術を受けたが、目がおかしいと言い出してから半年も経っていたので、手術をする前から、手遅れになっているのではないか、もう回復は難しいのではないか、という思いがあった。病院に入院中は、自治会の仕事や講演などがない限り、毎日、妻を見舞った。

妻が死んだのは、平成十六（二〇〇四）年五月三十一日だった。六十三歳だった。二十歳のころから人生を共にしてきた妻の死は、私には打撃だった。亡くなった妻が横たわっているベットの傍らに立ったまま、私は声を出して大泣きした。そのときは、ただひたすら妻の死が悲しかった。

亡くなってすぐ、病院から保養園の教会へ妻の遺体を運び、火葬、通夜、告別式などの日々を無我夢中で過ごした。そして、一式の儀式が終わると、自分の居室で一人になった。

全療協本部の中執としての活動

妻の死後一年間は、青森で自治会の仕事をした。しかし身体に力が入らなかった。日中は何とか時間をやりすごせたが、自分の部屋で一人で過ごすのは辛かった。よく秋田出身の友人夫婦の家で夕食を食べさせてもらったが、毎晩のようになってしまい、だんだん訪ね難くなった。これからどうして人生を送るのかを真剣に考えなくてはならないと思案していた矢先に、東京の全療協本部から上京しないかという誘いがあった。

平成十七（二〇〇五）年は、高瀬重二郎から曽我野一美に全療協会長が交代した年だった。曽我野一美会長は、昭和五十八（一九八三）年から平成三（一九九一）年まで全患協会長を務めたことがあり、これで二度目の就任だった。事務局長は神美知宏だった。正直なところ、私はこの二人の下で働くのは気が重かった。曽我野会長も神事務局長も、並外れて有能だったから、私のような凡人がこの二人の間で務まるかどうか心配だった。

ただ、私は、もともと人生の残りの時間を青森で過ごすつもりはなかった。妻が亡くなって一人になったために上京したかのように言う人もいたが、そうではなく、私を頼っていた母が亡くなったころから、保養園に残るか、東京の全療協本部の仕事をするか、ずっと迷っていた。しかし国賠請求訴訟と妻の死が重なったため、決断が遅れていた。

とにかく、平成十七（二〇〇五）年五月に全療協の中執として多磨全生園に移った。もともと、昭和三十九（一九六四）年から断続的に本部で働いていたため、東京の生活にはすぐに馴染んだ。ただ、本部の仕事は簡単ではなかった。というのは、平成八（一九九六）年のらい予防法廃止、平成十三（二〇〇一）年の国賠請求訴訟の熊本地裁判決と補償法施行、そし訴訟和解などの緊迫した時期に本部にいなかった私は、まま、空気が読めないことがあった。その上、神美知宏事務局長の仕事の手順やビジョンは、予防法廃止前に私が本部にいた当時の高瀬重二郎事務局長とは違っていた。

高瀬事務局長は、厚生労働省、（国会）議員懇談会、そして、ハンセン病療養所々長連盟などの組織と連携し、均衡を保つことで政治的な力を保っていた。しかし、神事務局長は、高瀬事務局長がとった手法を踏襲しつつ、さらに、さまざまな市民集会、講演会、シンポジウムなどに積極的に参加して、一般市民のなかにハンセン病に対する関心と共感を広げることに熱心だった。ただし、それは予防法廃止および国賠請求訴訟後の時代の空気を敏感に察知する鋭い感受性、そして、新しい時代を切り開いてゆく能力と情熱を合わせ持った神事務局長だからこそできたことで、他の人に同じことを求めてもできることではなかった。

さらに神事務局長にとって幸運だったことは、全療（患）協運動に精通している大竹章全療協嘱託が黒子のようになって本部の活動を支えてくれたことだ。誰もが手こずる手間暇のかかる面倒な仕事を、大竹嘱託が黙々と引き受けてくれていた。

このころの本部は、ハンセン病問題対策協議会、全弁連や全原協、（国会）議員懇談会などとの話し合い、検証会議、支部長会議などが煩雑に開催され、また、全療協新聞発行のための雑用もあり、忙殺の日々だった。

熊本地裁判決後の世論の高まりは、ハンセン病の啓発活動にとって千載一遇のチャンスだったから、協力を求められた催しには、その規模の大小にかかわらず何をおいても参加することにしていた。これまでの顧みられなかった時代を振り返れば、いつまでもブームが続くはずがないという冷めた認識があり、今できることは、今のうちにできるかぎりやっておこうという本部スタッフ共通の思いで、北は北海道から南は沖縄まで、神事務局長を先頭に、講演もシンポジウムもそれぞれが力の及ぶかぎり務めた。

二度の発癌と手術

平成十八(二〇〇六)年八月、健康診断で血便が出ていることがわかった。精密検査を受けたところ、大腸癌と診断され、癌病巣摘出手術を受けた。大腸癌の自覚症状は、後から考えると、あれがそうだったのかという程度の軽いもので、いわゆる早期診断・早期手術ができた部類に入るのだろう。リンパ節や他臓器への転移はなく、人工肛門増設もなかった。

癌という病気を経験すると気弱になるという話を聞いたことがあるが、私は、この大腸癌手術では、それほど体力も気力も落ちなかった。手術後一ヶ月して本部に復帰し、しばらくの間は、皆が出かけた後の留守番をしていたが、その後すぐ普通の仕事に戻った。

平成二十（二〇〇八）年に、かねてから全療協が望んでいた法律第八十二号・ハンセン病問題の解決の促進に関する法律（ハンセン病基本法）（資料Ⅰ）が公布され、法律第二十八号・（平成八年）・らい予防法の廃止に関する法律（廃止法）は廃止された。ただし、議員立法だったせいか、国の対応は鈍く、基本法の理念に基づくハンセン病対策は遅々として進まなかった。

その同じ年の暮れ、私は再び癌が見つかって手術を受けた。今度は胆管癌だった。一年に一度、大腸癌手術後の経過観察のために精密検査を受けていたのが幸いして、リンパ節浸潤はあるものの、進行癌ではなく、比較的早期に診断された癌だということだった。しかし、胆管癌そのものが難しい癌なので摘出手術をしても予後は解らない、半年の命か、数年の命か、それは運次第というような、真綿で首を絞められているような説明を受けた。手術後は、軽い抗癌剤を処方された。

手術後一ヶ月半で本部の仕事に戻ったが、前に患った大腸癌のときのように気楽ではいられず、今度こそ命とりの病気ではないかという疑念が沸いて、落ち着かなかった。一年間ほどそういう状態が続き、手術前の七〜八分の仕事をするのが精一杯で、部屋に帰ってはぐったりしていた。身体はそれほどでもないのだが、気が滅入り、気力を保てなかった。ただ、半年経ち、一年経ち、時間が過ぎるに連れて、張り詰めた気持ちが少しずつ落ち着いてもとの生活へ戻っていった。

私は、子どものころに療養所に隔離され、それからずっと療養所に籍をおいた暮らしだったせいか、今でも心の根っこのところに、「まだ満足な人生を生ききれていない」、という思いがある。そのため、手術を受けて命拾いをした当時は、「これだけの大病を生き延びたのだから、今は死にたくない」と、人生に対する執着心が募った。しかし、それとは裏腹に、これだけ病気の経験をしたからには、「くよくよと死ぬことを怖がってばかりいては生きてゆけない」、と思うようにもなり、だんだんに、「いつ死んでも仕方がない」、とばかりに心が吹っ切れていった。

私が一番親しんだお袋も妻も死んでしまって、もうこの世にはいないのに、私は一度も「死にたい」と思ったことはない。深く考えていたわけではないが、いつも、もっと長生きをしたいと思っていた。

養子縁組

平成二十二（二〇一〇）年、私は中国籍の娘と養子縁組をした。この義理の娘は、当時三十四歳だった。聖公会の牧師に身元引受け人になってもらい、市役所で養子縁組の手続きをした後、私が所属する多磨全生園の教会にこの娘を連れていき、これから二人で生きていくと報告した。

しかし、全療協本部や全生園の人々には、この養子縁組はなかなか理解してもらえなかった。事情を知る親しい友人は別として、私のとった行動は非常識過ぎて理解し難いものだったのだろう。神美知宏会長（このころは曽我野会長も高瀬会長も引退して、神会長の時代になっていた）からも、「本部の公的な立場にある者として、世間から誤解されるような行為は慎しんでほしい」、と一言があった。

義理の娘は、保養園時代からの顔見知りだった。当時は未だほんの子どもで、私の親しい友人夫婦（保養園の私の世話人だった人の妹夫婦）に可愛がられていた。中学校を卒業して川崎の方に就職したと聞いていたが、休暇で青森に帰ってきたときに顔を見る程度で、それ以上のことは何も知らなかった。

たまたま再会したときに、中華人民共和国籍（以下、中国と記す）は持っているものの、日本国籍がないため、いろいろ苦労していることを知った。そのころの青森には、この娘の頼りになる近親者はなく、また、実の娘のように可愛がっていた保養園の友人は肝臓癌ですでに死亡していた。

娘の方は、困窮した境遇から抜け出したいという目先の思いが強かったと思うが、私自身は、日本国籍を持たない娘の不自由さが気になって見放すことができなかった。それで、養子縁組をすることにした。

「そういうことをするなら、普通の人たちがよく解るように説明すべきだ。もし普通の人たちが理解できないというなら、そういうことはすべきではない」、という神会長の声が聞こえたような気がしたが、この娘を救うのに他によい方法がなかった。

それから苦難が始まった。娘はその後、中国で中国籍の男性と結婚して妊娠し、臨月近くに中国に里帰りして夫の実家で男の子どもを生んだ。娘は、しばしば中国を訪ねているが、娘の夫は中国で職を持っていて、なかなか日本に顔を見せる暇がなく、これまでに一度来日したのみだ。

今、この義理の娘恵美と義理の孫は全生園の近くのアパートに住んでいるが、何としても、孫が小学校に入学するまで、または、母親が働いて自立できるようになるまでは面倒を見なければならないと思っている。

ただ、世間は、その年の初めに養子縁組した娘が、その年の暮れに中国で出産し、そして、生まれた子どもを抱いて帰国[11]した、などという話をまともに聞いてはくれない。神会長が言ったように、「普通の人ならそんなことはしない」のだろう。しかし私自身は、「普通の人」ではないのだ。何も知らないまま、保養園に隔離され、不安にかられて泣き叫んでいた小さな子どもが私なのだ。私には、社会から突き放され、頼るつてもなく困っている人を冷たく見放すことができない。

このように、私はこの母子の面倒を見てきたが、ただ、私が一方的に面倒を見たわけではなく、私もまたこの母子から面倒を見てもらった。一番有り難かったのは、大腸癌と胆管癌を患って心身ともに危うかったときに、この母子が私を支えてくれたことだ。義理の家族とはいえ、娘と孫がいつもそばにいてくれる生活は得難いもので、私の闘病生活を明るくしてくれた。もしこの母子がいなかったら、いつ再発するかもしれない二つの癌の手術後の日々を乗り切ることは難しかっただろうと思う。

曽我野元全療（患）協会長、神全療協会長、谺全原協会長の死

平成二十（二〇〇八）年に法律第八十二号・ハンセン病問題の解決の促進に関する法律（ハンセン病基本法）が公布され、ホッとしたのも束の間、平成二十四（二〇一二）年十一月二十三日、曽我野一美元全療（患）協会長が大島青松園で亡くなった。享年八十五歳だった。

曽我野元会長は、しばらく前から体調を崩して大島青松園の病棟に入室していた。八十五歳という年齢は、それほど高齢というわけでもなく、もう少し長生きしてくれるだろうと思っていただけに残念なことだった。

大島青松園でずっと曽我野元会長と一緒だった神美知宏会長は、しばらく通夜や告別式の準備や、出席する人々との連絡に追われた。神会長は並みの人ではなかったから、曽我野元会長の死を聞いても愚痴や繰り言などを漏らすことはなかった。ただ、曽我野元会長が亡くなる少し前に大島青松園を訪ねていて、一晩、全療協のこれからについて話し合ったばかりだったとのことで、そのときは元気だったのに不意に亡くなったのが解せないようだった。

私は、江田島の特攻隊の生き残りで、若いころは社会復帰したこともある曽我野元会長には尻を叩かれっぱなしだった。親と子ほどの年齢差もあったが、いつまでたっても期待に沿える働きができな

い私が心許なかったのだろう。それでも私たちの世代を大事にしてくれ、また、いつも大人として接してくれた。心の広い寛容な人だった。

曽我野元会長が引退して青松園に引っ込んだあとも、そこに曽我野元会長が生きていると思うだけで安心していた。その人が亡くなったということは、いよいよ神会長が最後の踏ん張りをしなくてはならない時代が来てしまったという思いがあった。

当時の全療協は、ハンセン病基本法公布後という時代の変わり目もあって、ハンセン病療養所経営の年次計画の調整が頻りに行われていた。神会長も私も、用事で都内に出ると夜中まで帰れない日々が続いた。私が疲れて居室に帰ってしまった後も、神会長は本部に残って寝る間も惜しんで仕事をしていた。そのころから右手が痺れて動かし難いと言うようになり、ペンを手に括りつけて原稿用紙に文字を書くようになった。

そんな状態でも、神会長は、ハンセン病問題対策協議会、全国十三ハンセン病療養所自治会と厚生労働省との単独陳情の世話、(国会)議員懇談会、厚生労働省との交渉、ハンセン病市民学会など、多忙な行事の合間を縫っていくつもの講演会や市民集会をこなしていた。私も同行することが多かったが、病み上がりのせいもあって十分な補佐ができなかったことが不甲斐なく、また、悔やまれる。

曽我野一美元会長が亡くなってから一年半後、平成二十六(二〇一四)年五月九日、今度は、神美知宏会長が滞在していた草津温泉で入浴中に急逝した。享年八十歳だった。

その日の朝、全療協本部のスタッフは、栗生楽泉園で開催されるハンセン病市民学会に出席するために車で全生園を出発したが、神会長だけは本人の希望で新幹線を利用した。恐らく、右腕の痺れや、日頃の疲れが重なっていて、車での長旅に自信がなかったのだと思う。そのくらい神会長の疲労は嵩んでいて誰もが心配していたが、温泉で急死するほど切迫していたとは思ってもみなかった。

私は、そのとき神会長と共に温泉に入っていたこともあり、体調が悪い会長を湯船に残して先に上がってしまったことを後々まで後悔した。ずっと一緒に湯船につかってさえいれば、神会長を助けることもできたかもしれないという思いが残った。本当に申し訳ないことだった。

突然の訃報に、ハンセン病市民学会に集まっていた人々は驚愕していたが、その二日後の五月十一日に、今度は、谺《こだま》雄二全原協会長が栗生楽泉園の病棟で亡くなった。谺全原協会表は、同年四月三十日の草津重監房[12]資料館落成式に出席した後、重体に陥っていた。楽泉園の四月はまだ寒い。その寒さのなかを落成式に出席して、患っていた肺癌を悪化させ、そのまま回復することなく永眠したという。

谺全原協会長は、七歳でハンセン病を発病して多磨全生園に隔離され、二十歳ごろに楽泉園に転園した後は、詩集や随筆をよく書いていた。誰にでも好かれるというわけではなかったが、人懐こい性格だった。「ハンセン病療養所はいろいろあったとしても、所詮は療養所だ。しかし草津重監房は、まぎれもなく日本のアウシュビッツだ」と、かねてから栗生楽泉園内にある草津重監房を復元し、重監房資料館を建てることを強く主張していた。その資料館落成式後に亡くなったのは象徴的だった。

いつだったか忘れたが、谺会長が、「子どものころに家から離れて療養所で育った藤崎と僕は、人間の仕上がり方が似たところがある。そのせいか、僕には藤崎の気持ちがよく解る。頑張ってやってくれ」、と言ってくれたことがあった。そういうふうに励ましてくれた谺会長の死は、私には痛手だった。

曽我野元全療（患）協会長、神全療協会長、谺全原協会長の三人は、紆余曲折した戦後の全療（患）協運動のなかで一貫して予防法改正を訴え続け、平成八（一九九六）年の予防法廃止を勝ち取った功労者だった。この三人がいなかったら、平成十三（二〇〇一）年前後のらい予防法違憲国賠請求訴訟のときに、全療協内部の意見調整、その軌道修正、そして、西日本、瀬戸内、東日本の三つの原告団を一つに統一し、全国的な規模に広げて闘うなど、重大な局面を打開することは難しかっただろう。この三人の存在が、全療協と国賠訴訟を結びつけ、訴訟の正当性に弾みをつけたのだ。

曽我野元全療（患）協会長、神全療協会長そして谺全原協会長の三人は、指導者として立派だっただけでなく、さまざまな立場の人々に支持されていた。人々はその死を悼み、その死による損失を惜しんだ。

その後、神美知宏会長の後任は森和男大島青松園入所者自治会長が、そして、事務局長（代理）は私が務めることになったが、ただ、森会長は大島青松園自治会長を兼ねているため東京常駐はせず、私が大竹章元嘱託の知恵を借りて本部を預かることになった。

全国十三支部入所者の高齢化と数的な減少が進み、これまで通りの全療協の勢力を維持することが難しくなっているが、その故にこそ、なお、療養所の将来構想、医療や看護の充足、医師補充など、療養所の横断的な課題にしっかり取り組んでいかなければならないと思っている。

ハンセン病家族訴訟

ハンセン病家族訴訟[13]とは、ハンセン病回復者（元患者）がハンセン病を発症、または療養所に入所した時点で同居していた家族や子どもたちが原告となって、らい予防法による隔離政策によって一家離散したり、偏見と差別を受けたりしたことに対して、被告国に一人五百万円の損害賠償と謝罪を求めたものである。

この訴訟は、全原協も全療協も承知していて、全国の療養所から原告に該当する人々を募り、第一次提訴は平成二十八（二〇一六）年二月十五日に原告数五十九人が、第二次訴訟は同三月二十九日、原告数五〇九人が熊本地裁に提訴した。

国（被告）は、同年十月十四日、第一次訴訟について、「隔離政策は元患者への差別や偏見を助長したが、それが家族にまで及んだとする点は否認する」、として請求棄却を求めたが、それに対して原告（患者家族）は反発している。

身内が強制隔離されたか否かを問わず、ハンセン病患者・回復者の家族や親戚は偏見と差別を受けて、または、偏見や差別を受けることを恐れて、身を小さくして生きてきた。

私たちが生まれた界隈は、秋田でもとりわけハンセン病の偏見や差別が強いところで、親父は、再婚した妻とその連れ子に気兼ねするあまり、療養所に入所している私と長兄に会うときはいつも実家の外で会っていた。とくに目に見える後遺症がある私は、高校を卒業したばかりのころに、実家を訪ねてこないように父から諭されていた。私はそういう親父を長いこと恨んでいたが、しかし後になって、ハンセン病を出した家の主として、親父こそが世間の偏見を一身に浴びて苦しんでいたことを知った。

親父が亡くなったとき、私は通夜や告別式の部屋に入れてもらえず、門柱の側に立って見送るしかないという惨めな扱いを受けた。私はそのとき初めて、葬儀の部屋から故人の実の息子を排除しなければ収まらない偏見と差別の実態を理解し、また、そのなかで一生を終わった親父の苦労を思い、涙が止まらなかった。

発病を免れた次兄は意識的に秋田の実家から離れ、遠い都会に家庭を持った。この次兄とは機会があるたびに会ったが、子どもたちに私の病気を知られないように気を使った。私たちと療養所の外に住む身内とは、肉親の絆で結ばれてはいても、気兼ねなく付き合うというわけにはいかなかった。

ハンセン病患者を出した一家は、「らいまき」「らいまけ」などと後ろ指をさされ、世間の人々との付き合い、婚姻、就職に支障を来すなど、手酷い差別を受けてきた。何十年もの長い間、私たちが声を上げずにひっそりと療養所で隠れるように暮らしてきたのは、偏見や差別に晒されてきた身内に、さらに重ねて迷惑をかけないようにするためでもあった。そうしなければ、何が起こるか解らないという怖ろしさがあった。

「里帰り事業」[14]がさかんに行われていたころ、故郷に帰った入所者が、実家に寄らず、身内にも会わず、「実家の周りを車でそっと一回りして帰園する」という奇妙な習慣があった。実家の近くまで行って、遠くから眺めるだけ、というのは余りに哀れな話だが、そうせざるをえない時代が長く続き、実際にそうしてきた人たちがいるのだ。

今回の第一次、第二次提訴に加わったハンセン病家族はほんの一部でしかなく、水面下で沈黙している人たちは膨大な数になると思われる。全療協としてだけではなく、私個人としても、第一次提訴、第二次提訴の成り行きを見ながら原告団と共に闘っていくつもりだ。

再婚、そしてこれからのこと

平成二十九(二〇一七)年八月十二日、私と古川美智子は市役所に婚姻届けを出した。私は七十四歳、美智子は六十六歳、二人とも再婚だった。

　美智子は、二年前から全生園のなかで食堂を経営していた。四人の子どもたちはすでに独立して別世帯を持っており、長年連れ添った連れ合いも平成二十二（二〇一〇）年に亡くなって、一人暮らしだった。今年の三月、それまで元気に働いていた美智子がにわかに足の感覚をなくして身動きがとれなくなり、自宅療養をしているという話を聞いた。

　美智子には、いつも食堂で昼食や夕方のコーヒーなどの面倒を見てもらっていたため、縁を感じて見舞いに行った。病院の診断は難病だということで、満足に身動きができず、食べることにも不自由をしていた。部屋や水回りの掃除は娘が来てやってくれていたが、遠方に住んでいるため、週に一回来るのが精一杯の様子だった。それから、全療協の仕事が嵩んだときは別として、仕事が終わると、弁当や総菜、日用品などの買い物をしてやるようになった。

　話にもならない話をして帰宅する日々が続くうちに、お互いに若くはなく、不自由な者同士という似たような境涯を通して気持ちが通じ合うものがあった。知り合って二年、どちらが先に言い出したのか、残りの人生を一緒に暮らすことを考えるようになった。すでに私の義理の孫は成長して小学校に入るまでになり、娘も介護員の職を得て自立できるようになっていた。もちろん国籍問題も解決し、その方の苦労は一段落していた。

　美智子を入籍した後、友人たちが披露宴のようなこともしてくれた。一人では生き難いだけだが、二人だったら生き難さを支え合うことができる。今では、美智子は、私のそばにいるだけで、私の欠点を正して補う支え棒になってくれている。一緒になって本当によかったと思っている。

私にとって、これまでの人生は、ハンセン病発病、家族の離散、療養所入所、断種手術、前の妻との死別、二度の癌手術、養子縁組に対して世間から受けた誤解など、散々だった。

しかしその一方で、人生の終わり近くまで、全療（患）協の仕事を続けられたこと、らい予防法廃止と熊本地裁判決を見届けられたこと、二度の癌手術を受けたにもかかわらず、今もなお元気でいること、そして、理解し合える女性と再婚できたことなどは、他に代えがたい幸せであり、有り難いことだと思っている。

これからの私の人生は、拙い能力を振り絞って全療協のデスクを守り、全療協会長を補佐していくことだ。それが、この時代まで生き延びた者の背負うべき責務なのだと思っている。

平成二十八年十一月聞き取り（於東京）

平成二十九年十一月再聞き取り（於東京）

注

1　らい予防法問題学習会（昭和六十三（一九八五）年）、らい予防法問題検討委員会（同）、らい予防法改正対策特別委員会（平成四（一九九二）年）など。

2　大谷藤郎の個人的見解　平成六（一九九四）年四月二十日、藤楓協会理事長・元厚生省局長大谷藤郎が述べた、らい予防法廃止に関する個人的な見解とされるもの。法律第二一四号（昭和二十八年）・らい予防法を廃止し、同時に、現在入所者が受けている医療や処遇を最低の条件として確保するための法律を整備することを主張した。

3　ハンセン病療養所々長連盟の見解　平成六（一九九四）年十一月八日、全国国立ハンセン病療養所々長連盟（会長・村上圀男多磨全生園園長）が、らい予防法廃止を求めた統一見解。

4　日本らい学会の統一見解　平成七（一九九五）年四月二十二日、第六十八回日本らい学会（横浜、会長・中島弘）総会が、らい予防法廃止を求めた統一見解。

5　全原協　らい予防法違憲国家賠償請求訴訟全国原告団協議会の略称。

6　全弁連　らい予防法違憲国家賠償請求訴訟全国弁護団連絡会の略称。

7　補償法　法律第六十三号（平成十三年）・ハンセン病療養所入所者等に対する補償金の支給に対する法律。らい予防法に基づく隔離法により療養所へ入所を余儀なくされたハンセン病患者に対して、国が補償金を払うことを定めた法律（平成十三年六月二十二日施行）。

8　基本合意　司法解決のルールに基づいて、平成十三（二〇〇一）年七月二十三日、原告団と厚生労働大臣との間で、基本合意（①国は謝罪をすること、②熊本地裁判決に基づいて一時金支給をすること、③国の法的責任に基づいて恒久対策を行うこと）書が正式に調印された。その後、熊本地裁のらい予防法違憲国賠請求訴訟、および、東京、岡山の各地裁のらい予防法違憲国賠請求訴訟の和解が成立した。

9　統一交渉団　らい予防法違憲国家賠償請求訴訟全国原告団協議会、同全国弁護団連絡会および国立ハンセン病療養所入所者協議会から成る交渉団。

10　平成十三（二〇〇一）年十二月二十五日のハンセン病問題対策協議会における確認事項。

①謝罪・名誉回復

厚生労働省は熊本地裁判決において認められた国の法的責任を踏まえ、ハンセン病に対する偏見差別を解消し、ハンセン病患者・元患者の名誉を回復するため……最大限努める。

②在園保障

厚生労働省は……国立ハンセン病療養所入所者が在園を希望する場合は、その意志に反して退所、転園させることなく、終生の在園を保障するとともに、社会のなかで生活するのと遜色のない水準を確保するため、入所者の生活環境及び医療の整備を行うよう最大限勤める。

③社会復帰・社会生活支援

厚生労働省は、法的責任を踏まえ……退所者給与金制度を創設することに最大限努め……慰労・功労の趣旨の一時金支給について、方法、金額を含めさらに検討し、平成十四年度中の実現に最大限努め……退所者のハンセン病及びそれに関する疾病にかかる医療費の自己負担分の免除等の取り扱いについては、早急に実現が図られるよう最大限努める……社会復帰準備支援事業の運用、医療・住宅・介護・相談窓口の設置などの社会生活支援全般について、地方自治体との連携を図りつつ、今後ともその改善・拡充に努める。

④真相究明

厚生労働省は、ハンセン病政策の歴史と実態について、科学的、歴史的に多方面から検証を行い、再発防止のための提言を行うことを目的として、検証会議を設置し、今後の政策の立案・実行に当たってその提言を尊重する。……ハンセン病政策に関する資料、建物の公開・保存に務め……ハンセン病資料館については、予算・施設・人的体制の充実に最大限努める。

⑤今後の課題

……当面一年度に一回ハンセン病問題対策協議会を開催する……。

11

中国人夫婦から生まれた子どもの国籍について　中華人民共和国では、子どもの国籍は出生地主義をとっており、中華人民共和国民夫婦の子どもでも、同国々内で生まれなかった子どもには同国の国籍はない。一方、日本は、血統主義をとっているため、中華人民共和国民夫婦が日本国内で出産しても、その子どもには日本国籍は与えられない。

この母子はこのような問題に対処する方法として、子どもが無国籍にならないように、父親の国である中華人民共和国で出産して、子どもの同国国籍を取得したものと思われる。また、日本国籍は、母親が日本人と養子縁組をしているため問題なく取得できたと考えられる。

12 草津重監房　群馬県草津市にある国立療養所栗生楽泉園の敷地内にかってあった全国々立ハンセン病療養所入所者を対象にした懲罰用の建物で、正式な名称を「特別病室」といった。ただし患者の治療のための建物ではなく、監房として使われていた。標高一一〇〇メートルに立地する栗生楽泉園は、冬は極寒の地となるため、この重監房に入れられて凍死した患者は少なくない。

13 ハンセン病家族訴訟　平成二十七（二〇一五）年九月、ハンセン病元患者家族による所謂鳥取事件に対する一審・鳥取地裁判決では請求棄却になったものの、「家族の被害は、患者本人の被害とは異なる固有の被害として認められる」「国は遅くとも一九六〇年には患者の子どもに対する社会の偏見を排除する必要があったが、相応の措置をとらなかったという点で違法である」という判断が下された。

その後、平成二十八（二〇一六）年二月、患者家族五十九人が原告となって熊本地裁に提訴した、ハンセン病家族訴訟が開始された。ハンセン病家族とは、父母、同居の親族がハンセン病を発病したために、ハンセン病の偏見や差別を受けた人々を対象としており、同年三月二十九日には原告は七五六八人に増加し、一人あたり五〇〇万円の損害賠償と謝罪広告を求めている。

なお、被告国は、平成十三（二〇〇一）年の熊本地裁判決で、「不法行為の終了はらい予防法を廃止した平成八（一九九六）年であり、除斥期間はその時から開始する」と判断しているため、平成二十八年三月ですべての提訴を終えたとしている。

14 里帰り事業　各都道府県が、それぞれの出身のハンセン病療養所入所者を対象に、療養所ごとに二泊三日、三泊四日などの日程で里帰りを行い、入所前に居住していた場所、想い出の場所などの訪問、親戚や知人との面会や懇談会、墓参り、市民との交流などを行う事業をいう。社会復帰や、道府県民のハンセン病問題に対する理解を深めることを目的としていたが、近年は入所者の高齢化によって、参加者が減少している。

解説　ハンセン病療養所の医師として——移りゆく療養所の現状のもとで

福西征子

ハンセン病療養所に勤め始めたころ

昭和五十三（一九七八）年、私が初めて勤めたハンセン病療養所は、国立療養所大島青松園だった。香川県の瀬戸内海の孤島にある青松園の桟橋から続く真っ青な海の向こうには、源平合戦で名高い屋島や、「二十四の瞳」の映画で有名な小豆島が見渡せた。海の面は穏やかで、一見すると、屋島の陸地はすぐ近くにあるようで、簡単に泳いで渡れそうだった。しかし、途中に荒い海流があり、泳ぎきろうとして溺れ死んだ者が何人もいるという。

「どうして船に乗らないで、泳いで渡ろうとしたんでしょう」と島の人に聞くと、そんなことも解らないのかと呆れられた。

「昔は、患者が島から出ることは許されなかった。それで、どうしても故郷に帰りたい一心の患者は、海を泳いで渡るしかなかったんだよ」、と教えられた。

日当たりの良いなだらかな丘には、さまざまな野菜や果物の畑があり、よく手入れされていた。

「育てる作物は人によって好みがある。岡本清さんは故郷の名物の酸橘、神崎正男さんは西瓜だ。柳沼さんは畑はしないが、小舟で沖に出て魚釣りをするだよ」と、話し好きで人懐こい島の人たちは、聞けば何でも親切に教えてくれた。

桟橋から近い坂の上の木立の茂った道沿いには、四国霊場に相当すると思われる観音さまや、お地蔵さまが何体も並んでいた。よく晴れた日に誰もいないその道をよく散歩したが、ある朝、突然、島に閉じ込められて一生を終わった人々が、これらの石造りの菩薩さまを拝んでいたのだということに気づいた。

それについても、「祈ることはたくさんあったんでしょうね」、と何気なく聞くと、「病気平癒、水子供養、雨乞いもした。けれども、皆が一番祈願したのは、ぽっくりと苦しまずに死ぬことだ」と、きっぱりと真顔で言葉を返された。そうなのだ。島では、生きることも大変だったが、死ぬことも大変だったのだ。

青松園に限らず、昭和五十（一九七五）年代になっても、全国のハンセン病療養所は、国の低予算経営によって劣悪な状態に置かれていた。衣食住の貧しさはもとより、国立の療養所としてこれで恥ずかしくないのかと思うほど、医師も、医療機器も、医薬品も不足していた。そのため、療養所の中で完結型の医療をすることは不可能に近く、急性腹症などの患者の救命は難しかった。

私が青松園勤務を始めたばかりのころは、まだハンセン病療養所から一般の病院へ転院治療させる、いわゆる入院委託治療は普及していなかった。高松市内の病院は、らい予防法の存在を理由に、また、国立善通寺病院は、ハンセン病療養所についていた危険手当を盾に取って、青松園の患者の受け入れを拒んでいた。危険手当つきの青松園の患者を、その手当がついていない善通寺病院の病棟に入院させることはできないという論法だった。

いずれにしても、らい予防法と、それに助長された偏見と差別の存在によって、患者の命は日常的に危険にさらされていた。高松日赤病院や香川医大附属病院などが青松園の患者を受け入れるようになったのは、昭和五十五〜六（一九八〇〜八一）年ごろではなかったかと思うが、泌尿器科や外科などの疾患に限られていて、希望する人すべてが受診できるわけではなかった。

曽我野一美さんとの話

昭和五十八（一九八三）年、全患協会長が、駿河療養所の小泉孝之から青松園の曽我野一美に交替した。曽我野一美は、就任早々、全患協ニュースに、「侍になるか乞食になるか」と題した小論を掲げ、予防法の見直しや改正の議論なしに、漫然とハンセン病療養所の予算獲得や待遇改善の要求を繰り返すのみでは、真の人間回復と基本的人権の確立はできないと主張した。

この論は、表題が激しかったために、全国のハンセン病療養所の内外で物議をかもしたが、根っこのところの論旨を否定する者はいなかった。

その当時、青松園の入所者が外の一般病院を受診しようとすると、いつも、必ず、らい予防法が問題になってゴタゴタともめた。そのため、私たち医師にとって、予防法は目の上のたんこぶのような存在になっていた。

一度、そういう論旨で青松園の機関誌に書いてみたいと曽我野さんに言ったところ、「それは暫く待ってほしい。他はどうあれ、予防法問題は我々に任せてもらいたい。全患協は、これから二年ほどかけて全国の療養所自治会と個別に議論し、法改正の方針を固めることになっている。予防法は、医療だけでなく、患者や患者家族の人権と福祉全般に関わる大きな問題なので慎重にしたい」、という丁寧な返事があった。

全患協だけでなく、それぞれの療養所の患者自治会が、入所者以外の者が予防法問題について拙速な議論を展開することを警戒していることは、かねてから聞いており、まるで民族自決のようだと密かに思ってもいたので、その話はそれで終いにした。ただ、後になって、なまくらに予防法問題に触れれば、あちこちから突つかれるのは目に見えていたから、そうなることを防ごうとしたかのような曽我野流の気遣いを感じて心苦しい思いをした。

それからしばらくして、「侍になるか乞食になるかという言い方は辛辣すぎるのではないか」、という話をしたことがあった。それについては、「私自身は、予防法が改正されさえすれば、どんな境遇になっても（痩せ）我慢する。しかし、病棟や不自由者棟にいる年寄りや女たちは、今いる療養所での生活（既得権）ができなくなったら生きてはいけない。そこが難しいところだが、これまでの既得権に綿々としがみつくばかりでは、いつまでたっても予防法はなくならないと言ったつもりだったのだが、なかなか思うように解ってもらえなかった。近ごろは業を煮やして、武士は食わねど高楊枝などとも言ってしまって、ますます皆に呆れられている」、と苦笑いの顔だった。

しかし、そんなに何年もかかるような悠長な構想では皆が年をとってしまい、何もかも手遅れになるのではないかと言うと、「どんなに年をとっても、必ず全患協の意見をまとめて予防法改正をやりとげる。今さらそんなことをして世間を騒がせてくれるなという声もあるが、こんな差別法を残したままでは死んでも死にきれない。何年かかろうと、どんなに苦労をしようと、法改正の運動は続ける」、と強く言い切った。真剣だった。

らい予防法改正要請書（平成三年）とらい予防法廃止（平成八年）

昭和四十四（一九六九）年、鳴り物入りで厚生省が藤楓協会へ委託して発足した「らい調査会」は、患者自用費（給与金）や、回復者の外来診療などには一定の答申を出したものの、予防法問題にはいっさい触れず、昭和四十六（一九七一）年に終了した。

昭和五十八（一九八三）年、同じく厚生省が藤楓協会に委託した、「らい予防事業調査対策検討委員会」は、三年経っても音沙汰がなかった。これに対して全患協は、「ハンセン病療養所の入所者に対する医療、看護、および環境を含めた生活待遇の改善に関する要請書」を同委員会へ提出して答申を促したが、反応はなかった。その後、平成三（一九九一）年、組織的な調整が進んだ全患協は、「らい予防法改正要請書」を厚生大臣へ提出した。昭和二十八（一九五三）年、昭和三十八（一九六三）年に続いて、三度目の要請書だった。昭和五十八（一九八三）年に曽我野一美が全患協会長に就任してから八年が過ぎていた。

このころになると、国も、世界保健機関や国際らい会議から名指しで批判されているらい予防法は、いずれ早いうちに廃止にせざるをえないと考えていたと思われるが、ただ、廃止の仕方が問題だった。

平成六（一九九四）年一月、当時の藤楓協会理事長大谷藤郎は、全患協の予防法改正対策委員会で、

「らい予防法改正に対する私の個人的見解」と題して、「らい予防法を廃止し、同時に、現在入所者が受けている医療や処遇を最低の条件として確保するための法律を整備することが望ましい」、という論旨の講演を行った。元厚生省医務局長大谷藤郎の私見とされたこの見解は、引き続き、第六十七回日本らい学会（平成六年五月、盛岡）で口演され、また、同年十月の全患協ニュース七八二号にも掲載された。

以後、それに追随するかのように、ハンセン病療養所々長連盟、日本らい学会、東京弁護士会などによる予防法廃止を主旨とした声明が相次ぎ、世論も急激に予防法廃止に傾いていった。

全患協は、平成七（一九九五）年一月の第四十五回支部長会議において、らい予防法廃止後のハンセン病療養所の存続、入所者の福祉と医療、家族援護の継続・保障などを求めた「九項目の基本要求」を採択した。当時の入所者の平均年齢は七十歳、その多くは、盲、四肢の運動障害、末梢知覚障害などの後遺症や、悪性腫瘍、循環器障害などの合併症を抱えた重不自由者であり、予防法が廃止されても社会復帰は難しく、ハンセン病療養所以外に生きる場所はなかった。

日本らい学会の予防法廃止に関する見解が報道された直後、保養園を訪れた当時の山口鶴男総務庁長官から、「らい学会の先生方が予防法廃止を唱えておられるし、また、世論もそういう方向に傾いているので、政府としても早急に予防法を廃止することを検討している」という話をされた。

当時はまだ、予防法改正問題に対する政府の立場は明らかにされておらず、聞き違いではないかと、思わず、「それでは、療養所や患者さんたちの処遇はどうなりますでしょうか」と質問すると、それに対する山口さんの答えは、「ご心配は尤もですが、それについては、予防法が廃止された後の新法のなかで考えていくことになるでしょう」と明快だった。その穏やかで自信に満ちた笑顔は、すでに政府の方針が固まっていることを語っていた。

平成七年十二月、らい予防法見直し検討委員会（座長大谷藤郎）が、らい予防法見直し検討委員会報告書を以て予防法廃止を打ち出した後の政府の動きは素早く、また慌ただしかった。

平成八年二月九日、法律第二十八号・らい予防法廃止に関する法律（案）が、患者給与金の継続に関する附帯決議付きで閣議決定され、同日、国会へ提出された。三月二十五日、衆議院厚生委員会で可決、翌二十六日、衆議院本会議で可決後、同日参議員厚生委員会で可決、翌二十七日、参議員本会議において参議院附帯決議付きで可決、成立し、同年四月一日から施行となった。

療養の現状維持の危うさ

法律第二十八号（平成八年）・らい予防法の廃止に関する法律が施行されると、世間には、ハンセン病患者・回復者の人間回復を祝う声が溢れた。それまで静かだった療養所も、入所者の家族や親戚、国会議員、地方自治体の首長、厚生労働省などの来園で賑わった。

予防法廃止に直接関わった全療（患）協や入所者自治会役員は、講演やシンポジウムなどで忙しかった。

しかし、その他の人々は、一時の祝賀が終わると、未だ偏見や差別が残っている故郷に帰ることはできず、また、高齢と後遺症と合併症を抱えた身体で社会復帰することもできず、以前と変わらない療養所の日常のなかに取り残された。それが、「らい予防法」を「らい予防法廃止に関する法律」に換えて、静かに差別法を廃止したことで得た現実だった。

一方、国は、予防法廃止後の療養所に向かって、法の廃止が遅れ、放置されたことに遺憾の意を表したものの、入所者、社会復帰者および家族に対する謝罪をすることはなかった。

そのころ、保養園の廊下で、成瀬豊に呼び止められ、「僕は、ハンセン病だったために家を出て、何十年も療養所で過ごした。その間、安い賃金で働かされ、断種をされて子種をなくし、いつのまにか死ぬのを待つばかりの年寄りになってしまった。無念だ。何も言わないでいる皆も、私と同じ気持ちでいるはずだ。国は、予防法の廃止が遅れたことだけを謝っているらしいが、それでは気持ちが収まらない。もっと私たちの気持ちを汲んで、私たちに向かって謝るべきだ」、と厳しい口調で迫られたことがあった。

「らい予防法の廃止に関する法律は、附帯決議では、予防法の見直しが遅れたことで入所者や家族の皆さんの尊厳を傷つけたことに遺憾の意を表していますが、本文の条項には、患者さん方に対する謝罪の記載はないんです。そのため、今の政府は、皆さんに謝るまところまで踏み込むのが難しいのかもしれません。それにしても、なぜ頑なに中途半端な謝り方しかしないのか、本当のところは私にも解りません」、と返事に窮している私を前にして、成瀬さんは険しい表情のままだった。成瀬さんは、絵をよくし、その方面では名を知られた人で、生きがいも持っていた。普段は穏やかで、そんなふうに怒りを露わにする人ではなかったから、そのときはよほど腹を立てていたのだろう。

同じころ、「現状の維持」という問題がしばしば提起され、予防法が廃止された後の療養所の現状を維持するために、医師や看護職員などの職員の採用を促し、これまで療養所内で行われてきた医療および福祉のサービスを低下させないことが強調されるようになった。また、現状なるものの諸相として、入所者の高齢化・後遺症・合併症、療養所の予算・医療および福祉サービス・住環境、さらに、予防法によって助長された偏見と差別、そして、患者および回復者の被害実態など、さまざまな問題が取り上げられ、関係者の間で熱心に論じられた。

確かに、ハンセン病療養所設置の根拠となる、法律第二十八号（平成八年）・らい予防法の廃止に関する法律は、附帯決議を除くと、予防法の廃止および廃止後の療養所の維持・運営に関する条項が淡々と綴られており、読みようによっては、いつ改正論議が起きてもよいように準備されているかのような端正さがあった。

こうして振り返ってみると、「らい予防法廃止後もハンセン病療養所の現状を維持し、入所者の療養生活を保障する」と約束した当時の国（厚生省）に対して、誰もが危うさと不信を感じていたのではないかと思われる。

療養所の現状を支えるもの

曽我野一美さんが亡くなってから暫くして、「偲ぶ会」が催された。若いころに青松園で過ごした思い出のために、私は、その日の朝、夫と連れだって開催地の東京まで出かけた。

その折、会場に集った人々が、らい予防法違憲国賠請求訴訟の原告代表だった曽我野さんの慰霊のために、原告団のテーマ曲だという「故郷」の歌を合唱した。次第に会場全体に大きく響きわたっていくその歌声に、私の身体は丸ごと包み込まれていったが、しかし、私は皆に合わせて歌うことができなかった。

その合唱のなかに、曽我野さんを失った悲しみと鎮魂だけでなく、らい予防法に対する人々の怒りと抗議が含まれていることを感じた私は、私自身が強制隔離の被害者ではなく、さらに、違憲国賠請求訴訟に共感はしたものの、歌っている人々と共に闘ったわけではないことから、一緒に歌う資格がないように思い、ただ心苦しかった。

曽我野一美さんの、らい予防法改正に対する執念、藤崎兄弟の、家族と人生を破壊されるもとになった予防法に対する怒り、成瀬豊さんの、予防法改正に当たって患者に謝罪しない国への憤りなど、今もなおハンセン病療養所の人々の心の底には、明治から数えておよそ百年余、戦後七十年、らい予防法の強権によって受けた被害に対する苦しみと悲しみが住みついている。

明治以降の我が国のハンセン病対策は、古来から我が国にあった「らい」に対する偏見に、「不治の伝染病」と記した予防法の刻印を重ねて、患者を療養所に追い込むものであった。それは、昭和二十年代以降、ハンセン病が治癒する時代になっても変わらず、偏見に偏見を重ねた強制隔離は予防法が廃止されるまで続いた。

らい予防法の歴史は、ハンセン病に対する偏見と差別の歴史であり、偏見と差別によって被害を受けた人々とその家族の歴史である。人々は、若かったときも、老いてからも、また、貧しかったときも、豊かさを知るようになってからも、それらの思いを忘れることなく語り継いで日々を紡いできた。

松丘保養園創立百周年記念号（平成二十一年）の思い出話のなかで、母上と姉上を保養園で亡くした千葉ナツヨさんが、「……今は幸せです。最高に幸せです。夜中にふと目を覚ましたとき、昔の亡くなった人たちに一日でもこうゆう部屋で過ごさせてあげたかったと思います。全患協ができたから、自分たちはこうゆう生活ができると思っています。惨めな一生を終わった人たちに一日でも、一晩でも（この部屋で）暮らしてもらいたかったと思います……」と、今の平穏な日々に、「惨めな一生」を終えた人たちの記憶を重ねた思いを率直に語っている。千葉さんもまた、遠い昔に亡くなった人たちの記憶を今も忘れてはいない。
ハンセン病療養所で最も重要なものは、このような人々の心の内にある、過去から現在につながる記憶と、そして、今このときの思いである。それらこそがその時々の療養所の現状を支え、補強し、また、新たな現状を創出してきたのだ。

或る長期外出者の再入所

今から二十数年前、まだらい予防法が廃止されていなかった平成六年か七年頃、北海道に住む山川光子さん（仮名）という女性から、

「保養園から長期外出している夫の健二（仮名）が、腰を痛めて近くの病院に入院しています。これまで衣類の洗濯や、食事、洗面など、入院中の世話をしてきましたが、（妻の）私が体調を悪くしたため、これ以上面倒を見切れません。そのため、夫も病院も困り果てています。ついては夫を保養園に連れて行きたいのですが。ただ、私は北海道から青森まで夫を送って行く体力がありません。保養園から迎えに来てくれませんでしょうか。先生、どうか助けて下さい」、という電話がかかってきた。

「御子息か娘さんが、御主人を保養園まで送ってこれませんか」と聞くと、「腰が痛んで身体が動かない夫を、息子や娘が保養園まで連れて行くのは無理です」、と言う。

「保養園から長期外出しているのなら、そちらの病院に入院を委託したという形式にすれば、私どもの方から入院費をお支払いすることもできますが、いかがですか」、と聞くと、「入院費を払っていただけるのは有り難いのですが、そうしていただいても私自身が身動きできないので、入院中の夫の身の回りの世話をすることができません。こちらの病院にいるよりも、保養園に連れて帰っていただいた方が有り難いのですが。夫も病院もそうしてほしいと言っています」。

そういう電話のやりとりを何度かしているうちに、入院中の病院から、健二さんを保養園へ戻すように勧められていること、しかし、奥さんだけでなく、息子さんや娘さんも仕事と家庭のことで手一杯なこと、また、山川さん一家の経済状態が決して豊かではないこと、などの事情が解ってきた。

保養園の記録によれば、健二さんは昭和三十三年に群馬県のハンセン病療養所に入所し、一度社会復帰したが、昭和四十年代半ばに松丘保養園に転園、その後は、社会復帰、再入所、長期外出を繰り返していた。

事務長や総看護師長は、「保養園の患者だということが知られているなら、病院に入院し続けることは難しいだろう。放っておくと、話が拗れて面倒なことになるかもしれない……」と、ハンセン病に対する偏見や差別を気にしていた。

結局、看護師、福祉事務官、運転手の三人が、北海道の健二さんを迎えに行くことになった。ただ、健二さんが入院している病院まで車で行くには遠すぎる、かといって健二さんの病状では飛行機を利用するわけにもいかない、それなら船を使うしかない、ということになり、ストレッチャーを取り付けた保養園の車をフェリーに積み込んで青森港から出港した。三泊四日の往復の旅程だった。

保養園に着いた時の健二さんは、予想していた以上に衰弱していて、腰痛も強く、その後、長く保養園の病棟で過ごすことになった。

当初は横になったまま身動きができず、ベット柵に括られた紐に掴まって起き上がれるようになるまで相当の時間がかかったが、一年もすると理学療法や看護課の努力の甲斐があって、車椅子に坐れるようになり、腰痛も和らいだ。それでも、最後まで立ったり歩いたりはできなかった。

健二さんは、時々送られてくる北海道からの手紙に同封された、家族の写真や孫たちが描いた絵をベット近くの壁に貼り、嬉しそうに看護師や介護員たちに見せていた。

しかし、北海道の家族が面会に来たことは一度もなかったと記憶してる。もちろん、病棟を離れることができない健二さんの病状では、里帰り旅行に参加することは不可能だった。

健二さんは、平成十三年五月、熊本地裁判決の十日後に、長く患った腫瘍が悪化して亡くなった。八十六歳だった。

健二さんが保養園に帰園した顛末を知る入所者や職員、そして、生前の健二さん自身も、口癖のように、「保養園に助けられた」、と言っていて、中には、「予防法に助けられたようなものだ」、などと穿ったことを言う人もいた。

その一方で、健二さんが亡くなった後、来園した息子さんが遺灰を北海道に持ち帰ったが、そのことについて、北海道新聞が、「無念の帰還」、と大きく報道して波紋を呼んだ。

妻の光子さんに懇願されたために、保養園から三人の職員を送り出して健二さんを北海道まで迎えに行ったことを考えると、保養園が健二さんを窮状から助け出したかのように言うことを、あながち、間違っているとは言えない。しかし、考えようによっては、昔ながらの強制収容を、それも病気が治癒している回復者に対して、丁重、かつ、穏便に、実行したと解釈することも可能で、北海道新聞の書きようにも一理あった。

健二さんは、ハンセン病の偏見と差別がなかったら、また、気兼ねすることなく社会復帰者が近隣の病院や老人福祉施設に入所できるような国の施策が整っていたら、北海道から遠い青森の保養園に移らずに済んだ、あるいは、亡くなる前に家族のもとに戻ることができたかもしれない。

その当時を振り返り、さまざまな可能性を考えるたびに、熊本地裁判決以後も、なぜ、未だにこうした問題が解決していないのか残念でならない。

療養所の高齢化と過疎化の中で

らい予防法違憲国賠請求訴訟の熊本地裁判決から十七年、らい予防法廃止に関する法律（廃止法）

が廃止され、法律第八十二号（平成二十年）・ハンセン病問題の解決の促進に関する法律（ハンセン病基本法）が施行されてから九年、ハンセン病療養所はようやく平穏のときを迎えたかのように見える。

しかし、月日が過ぎるのは素早く、入所者の人々の高齢化と過疎化は着々と進行し、平成三十（二〇一八）年の平均年齢は八十五歳、全国十三国立ハンセン病療養所入所者総数は一三〇〇人余りまで減少した。平成三（一九九一）年のらい予防法改正要請書に、「平成二年の予算定員は六七三二人……平均年齢六七歳……」と記載された当時とは較べようもなく、療養所の活力は低下している。

そういう思いを持って、昨年（平成二十九年）末に保養園を訪問し、四日間を過ごした。

保養園は、十二月から三月末まで、一年のうちの三分の一が雪に埋もれる、青森でも有数の豪雪地帯にある。そのため冬になると屋内の暖房はいうまでもなく、降雪があった朝の除雪は、食事運搬や通勤者のために欠かせない作業である。

私が訪ねた時はまだ根雪はなかったが、震える寒さで、雪が降り積もった小道を靴下足で走った現役時代が懐かしく思い出された。

降る雪が多すぎて官舎の玄関前の小道の除雪が追いつかない朝は、長靴を片手に持ち、重ね履きした足で雪の上を道路まで走って出なければならなかった。そうしないと一歩進むごとに長靴に雪が入り込んで足が前に進まなくなってしまうのだ。除雪済みの道路に辿りつくとすぐ、凍えた靴下を脱いで長靴に履き替え、今度は根雪が凍ったアイスバーンに足を取られないよう、ソロソロと転ばぬように歩かなければならなかった。

仕事の合間に、昔お世話になった斉藤ふみさんが住む不自由舎を訪ねて、あれこれと話をした。

「今住んでいる中央センターは夏も冬も冷暖房がよく効いていて、とても住みやすくて助かっています。昔に較べて食事も美味しくなり、看護師や介護員たちも、これまでよりずっと親身になって世話をしてくれています。それに、私の友人は、今のところ皆元気なので、茶飲み友達に不自由することはありません」。

「でも、医療がどうなるのか不安です。これ以上入所者が減ったら、お医者さんは来てくれないのではないでしょうか」、と近況を話すふみさんは、九十歳をこえた今も数年前に聞き取りをしたころと少しも変わらない気力を保っていた。

一般軽症寮に住む田中春男さんも元気だった。「南の土佐の生まれが、北国の寒い青森の保養園に住むようになっても格別不満はなかった。だが曽我野一美さんが亡くなったのは寂しい。保養園に来ると、同じ土佐出身のよしみで俺の部屋に来て飯を食ってくれた。それが死んでしまうなんて、逝くのが早すぎだよ……」、とにこにことした笑顔で故人を悼むその顔を見つめているうちに、「いつか人は必ず死ぬんだ」、が田中さんの口癖だったことを思い出した。

自治会では、「みんな年をとったせいか、足腰だけでなく、耳も目も不自由になった。毎日を安心して過ごすには、もっと暮らし方の工夫をする必要がある」、などという話を聞いている最中に、電話が鳴り、訪問客があり、また、春には落成するという社会交流会館（資料館）に関する打ち合わせがあり、忙しそうだった。

滞在中にお目にかかった人たちの多くは、「親しくしていた人が、歯が欠けるように少しずつ亡くなって、空き部屋が増えていくのを見るのは心細い。昔は、保養園中がざわざわとしていて、人が生きている音が聞こえたが、今は、昼も夜もシンと静かで物音一つ聞こえないときがある。みんなが年をとって、頭も身体も弱って、言いたいことも言い難くなった。本当に心細い……」、というような話をしていた。

ただし、平成二十一（二〇〇九）年四月から、ハンセン病基本法の時代になったことは、皆、よく承知しており、療養所の統廃合を心配しているという話を聞くことはなかった。「目が薄い、顔や手足の知覚がない、一人で風呂に入れない。指が硬くて箸を持つにも不自由してる。こんなに不自由な身体では、外では生きられないから、これからもずっと住み慣れた保養園にいるつもりだ……」、と保養園で一生を終えるつもりのようだった。

入所者数八十人余り、そのほとんどがハンセン病後遺症と合併症を併せ持つ重複重不自由者で、平均年齢は八十五歳を超えたが、昔ながらの保養園の日常のリズムはよく保たれているようだった。三度の食事はもちろん、午前と午後のお茶の時間、買い物、入浴など、日中も夜半も、看護師や介護員が親しげに人々の部屋に出入りして生活の援助をしていた。

人々は、平穏に包まれた日々の生活のなかで、ささやかな楽しみと生きがいを失うことなく、ゆっくりと過ごしているように見えた。

私は、今は鬼籍に入った人々も含めて、力を振り絞って勝ち取った今のハンセン病療養所の生活が、これからも長く続くことを願わずにはいられなかった。

おわりに

本稿は、三部作にするつもりで、先に出版した『ハンセン病療養所に生きた女たち』および『語り継がれた偏見と差別――歴史のなかのハンセン病』と平行して、平成二十七（二〇一五）年ごろから準備を始めたものです。このたび、ようやく体裁が整い、昭和堂から出版されることになりました。

この三年間、松丘保養園福祉室の石田史子さん、および保養園元総看護師長の藤嶋由子さんと櫻井トシ子さんには、細かい資料の確認や、藤崎三兄弟の聞き取りの手配など、いろいろお手数をおかけしました。さらに、昭和堂の松井久見子さんには、原稿の整理と校正にあたって貴重な御意見をいただきました。改めて、皆さまに深く感謝申しあげる次第です。

平成三十年四月十日

福西征子

資　料

資料Ⅰ　法律第八十二号（平成二十年）・ハンセン病問題の解決の促進に関する法律（ハンセン病基本法）

「らい」予防法を中心とする国の隔離政策により、ハンセン病の患者であった者等が地域社会において平穏に生活することを妨げられ、身体及び財産に係わる被害その他社会生活全般にわたる人権上の制限、差別等を受けたことについて、平成十三年六月、我々は悔悟と反省の念を込めて深刻に受けとめ、深くお詫びするとともに、「ハンセン病療養所入所者等に対する補償金の支給等に関する法律」を制定し、その精神的苦痛の慰謝並びに名誉の回復及び福祉の増進を図り、あわせて、死没者に対する追悼の意を表することとした。

この法律に基づき、ハンセン病の患者であった者等の精神的苦痛に対する慰謝と補償の問題は解決しつつあり、名誉の回復及び福祉の増進等に関しても一定の施策が講ぜられているところである。

しかしながら、国の隔離政策に起因してハンセン病の患者であった者等が受けた身体及び財産に係る被害その他社会生活全般にわたる被害の回復には、未解決の問題が多く残されている。とりわけ、ハンセン病の患者であった者等が、地域社会から孤立することなく、良好かつ平穏な生活を営むことができるようにするための基盤整備は喫緊の課題であり、適切な対策を講ずることが急がれており、また、ハンセン病の患者であった者等に対する偏見と差別のない社会の実現に向けて、真摯に取り組んでいかなくてはならない。

ここにハンセン病の患者であった者等の福祉の増進、名誉の回復等のための措置を講ずることによりハンセン病問題の解決の促進を図るため、この法律を制定する。

第一章　総則

（趣旨）

第一条　この法律は、国によるハンセン病の患者に対する隔離政策に起因して生じた問題であって、ハンセン病の患者であった者等の福祉の増進、名誉の回復等に関し現在もなお存在するもの（以下「ハンセン病問題」という。）の解決の促進に関し、基本理念を定め、並びに国及び地方公共団体の責務を明らかにするとともに、ハンセン病問題の解決の促進に関し必要な事項を定めるものとする。

（定義）

第二条　この法律において「国立ハンセン病療養所」とは、厚生労働省設置法（平成十一年法律第九十七号）第十六条第一項に規定する国立ハンセン病療養所をいう。

2　この法律において「国立ハンセン病療養所等」とは、国立ハンセン病療養所及び本邦に設置された厚生労働大臣が定めるハンセン病療養所をいう。

3　この法律において「入所者」とは、らい予防法の廃止に関する法律（平成八年法律第二十八号。以下本則において「廃止法」という。）によりらい予防法（昭和二十八年法律第二百十四号。以下「予防法」という。）が廃止されるまでの間に、ハンセン病を発病した後も相当期間日本国内に住所を有していた者であって、現に国立ハンセン病療養所等に入所している者をいう。

（基本理念）

第三条　ハンセン病問題に関する施策は、国によるハンセン病の患者に対する隔離政策によりハンセン病の患者であった者等が受けた身体及び財産に係る被害その他社会生活全般にわたる被害に照らし、その被害を可能な限り回復することを旨として行われなければならない。

2　ハンセン病問題に関する施策を講ずるに当たっては、入所者が、現に居住する国立ハンセン病療養所等において、その生活環境が社会から孤立することなく、安心して豊かな生活を営むことができるように配慮されなければならない。

3　何人も、ハンセン病の患者であった者等に対して、ハンセン病の患者であったこと又はハンセン病に罹患していることを理由として、差別することその他の権利利益を侵害する行為をしてはならない。

（国及び地方公共団体の責務）

第四条　国は、前条に定める基本理念（以下「基本理念」という。）にのっとり、ハンセン病の患者であった者等の福祉の増進等を図るための施策を策定し、及び実施する責務を有する。

第五条　地方公共団体は、基本理念にのっとり、国と協力しつつ、その地域の実情を踏まえ、ハンセン病の患者であった者等の福祉の増進等を図るための施策を策定し、及び実施する責務を有する。

（ハンセン病の患者であった者等その他の関係者の意見の反映のための措置）

第六条　国は、ハンセン病問題に関する施策の策定及び実施に当たっては、ハンセン病の患者であった者等その他の関係者との協議の場を設ける等これらの者の意見を反映させるために必要な措置を講ずるものとする。

第二章　国立ハンセン病療養所等における療養及び生活の保障

（国立ハンセン病療養所における療養）

第七条　国は、国立ハンセン病療養所において、入所者（国立ハンセン病療養所に入所している者に限る。九条及び第十四条を除き、以下同じ。）に対して、必要な療養を行うものとする。

（国立ハンセン病療養所への再入所及び新規入所）

第八条　国立ハンセン病療養所の長は、廃止法により予防法が廃止されるまでの間に、国立ハンセン病療養所に入所していた者であって、現に国立ハンセン病療養所等を退所しており、かつ、日本国内に住所を有する者（以下「退所者」という。）又は廃止法により予防法が廃止されるまでの間に、ハンセン病を発病した後も相当期間日本国内に住所を有したことがあり、かつ、国立ハンセン病療養所等に入所したことがない者であって、現に国立ハンセン病療養所に入所しておらず、かつ、日本国内に住所を有する者のうち、厚生労働大臣が定める者（以下、「非入所者」という。）が必要な療養を受けるために国立ハンセン病療養所への入所を希望したときは、入所させないことについて正当な理由がある場合を除き、国立ハンセン病療養療養所に入所させるものとする。

2　国は、前項の規定により国立ハンセン病療養所に入所した者に対して、必要な療養を行うものとする。

（国立ハンセン病療養所以外のハンセン病療養所における療養に係る措置）

第九条　国は、入所者（第二条第二項の厚生労働大臣が定めるハンセン病療養所に入所してる者に限る。）に対する必要な療養が確保されるよう、必要な措置を講ずるものとする。

（意志に反する退所及び転所の禁止）

第十条　国は、入所者の意志に反して、現に入所している国立ハンセン病療養所から当該入所者を退所させ、又は転所させてはならない。

（国立ハンセン病療養所における医療及び介護に関する体制の整備のための措置）

第十一条　国は、医師、看護師及び介護員の確保等国立ハンセン病療養所における医療及び介護に関する体制の整備のために必要な措置を講ずるよう務めるものとする。
2　地方公共団体は、前項の国の施策に協力するよう務めるものとする。
（良好な生活環境の確保のための措置等）
第十二条　国は、入所者の生活環境が地域社会から孤立することのないようにする等入所者の良好な生活環境の確保を図るため、国立ハンセン病療養所の土地、建物、設備等を地方公共団体又は地域住民などの利用に供する等必要な措置を講ずることができる。
2　国は、前項の措置を講ずるに当たっては、入所者の意見を尊重しなければならない。
（福利の増進）
第十三条　国は、入所者の教養を高め、その福祉を増進するよう務めるものとする。

第三章　社会復帰の支援並びに日常生活及び社会活動の援助

（社会復帰の支援のための措置）
第十四条　国は、国立ハンセン病療養所等からの退所を希望する入所者（廃止法により予防法が廃止されるまでの間に、国立ハンセン病療養所等に入所していた者に限る。）の円滑な社会復帰に資するため、退所の準備に必要な資金の支給等必要な措置を講ずるものとする。

（ハンセン病療養所退所者給与金及びハンセン病療養所非入所者給与金の支給）
第十五条　国は、退所者に対し、その者の生活の安定等を図るため、ハンセン病療養所退所者給与金を支給するものとする。
2　国は、非入所者に対し、その者の生活の安定等を図るため、ハンセン病療養所非入所者給与金を支給するものとする。
3　前二項に定めるもののほか、第一項のハンセン病療養所退所者給与金及び前項のハンセン病療養所非入所者給与金（以下「給与金」という。）の支給に関し必要な事項は、厚生労働省令で定める。
4　租税その他の公課は、給与金を標準として、課することができない。
（ハンセン病等に係る医療体制の整備）
第十六条　国及び地方公共団体は、退所者及び非入所者が、国立ハンセン病療養所等及びそれ以外の医療機関において、安心してハンセン病及びその後遺症その他の関連疾患の治療を受けることができるよう、医療体制の整備に努めるものとする。
（相談及び情報の提供）
第十七条　国及び地方公共団体は、退所者及び非入所者が日常生活又は社会生活を円滑に営むことができるようにするため、これらの者からの相談に応じ、必要な情報の提供及び助言を行う等必要な措置を講ずるものとする。

第四章　名誉の回復及び死没者の追悼

第十八条　国は、ハンセン病の患者であった者等の名誉の回復をはかるため、国立のハンセン病資料館の設備、歴史的建造物の保存等ハンセン病及びハンセン病対策の歴史に関する正しい知識の普及啓発その他必要な措置を講ずるとともに、死没者に対する追悼の意を表するため、国立ハンセン病療養所等において収蔵している死没者の焼骨に係る改装費の遺族への支給その他必要な措置を講ずるものとする。

第五章　親族に関する援護

（親族に対する援護の実施）

第十九条　都道府県知事は、入所者の親族（婚姻の届出をしていないが、事実上婚姻関係と同様の事情にある者を含む。）のうち、当該入所者が入所しなかったならば、主としてその者の収入によって生計を維持し、又はその者と生計を共にしていると認められる者で、当該都道府県の区域内に居住地（居住地がないか、又は明らかでないときは、現在地）を有するものが、生計困難のため、援護を要する状態にあると認めるときは、これらの者に対し、この法律の定めるところにより、援護を行うことができる。ただし、これらの者が他の法律（生活保護法（昭和二十五年法律第百四十四号）を除く。）に定める扶助を受けることができる場合においては、その受けることができる扶助の限度においては、その法律の定めるところによる。

2　前項の規定による援護（以下「援護」という。）は、金銭を支給することによって行うものとする。但し、これによることができないとき、これによることが適当でないとき、その他援護の目的を達するために必要があるときは、現物を支給することによって行うことができる。

3　援護のための金品は、援護を受ける者又はその者が属する世帯の所帯主若しくはこれに準ずる者に交付するものとする。

4　援護の種類、範囲、程度その他援護に関し必要な事項は、政令で定める。

（都道府県の支弁）

第二十条　都道府県は、援護に要する費用を支弁しなければならない。

（費用の徴収）

第二十一条　都道府県知事は、援護を行った場合において、その援護を受けた者に対して、民法（明治二十九年法律第八十九号）の規定により扶養の義務を履行しなければならない者（入所者を除く。）があるときは、その義務の範囲内において、その者からその援護の実施に要した費用の全部又は一部を徴収することができる。

2　生活保護法第七十七条第二項及び第三項の規定は、前項の場合に準用する。

（国庫の負担）

第二十二条　国庫は、政令で定めるところにより、前二十条の規定により都道府県が支弁する費用の全部を負担する。

（公課及び差押の禁止）

第二十三条　租税その他の公課は、援護として支給される金品を標準として、課することができない。

2　援護として支給される金品は、既に支給を受けたものであるとないとにかかわらず、差し押さえることができない。

（事務の区分）

第二十四条　第十九条第一項及び第二十一条第一項の規定により都道府県が処理することとされている事務は、地方自治法（昭和二十二年法律第六十七号）第二条第九項第一号に規定する第一号法定受託事務とする。

附則

第一条（施行期日）この法律は、平成二十一年四月一日から実施する。以下略。

第二条（らい予防法の廃止に関する法律の廃止）らい予防法の廃止に関する法律は、廃止する。

第三条から第七条まで省略する。

（厚生労働省設置法の一部改正）

第八条

6　厚生労働大臣は、ハンセン病問題の解決の促進に関する法律第十二条第一項の措置として、第一項に定める所掌事務のほか、国立ハンセン病療養所に、入所者に対する医療の提供に支障がない限り、入所者以外の者に対する医療を行わせることができる。

9　国立ハンセン病療養所は、ハンセン病問題の解決の促進に関する法律第十二条第一項の措置として、厚生労働省令で定めるところにより、入所者に対する医療の提供に支障がない限り、その土地、建物、設備等を地方公共団体又は地域住民の利用に供することができる。

以下省略。

資料Ⅱ　小泉純一郎内閣総理大臣による総理大臣談話

去る五月十一日の熊本地方裁判所におけるハンセン病国家賠償請求訴訟判決について、私は、ハンセン病対策の歴史と患者・元患者の皆さんが強いられてきた幾多の苦痛と苦難に思いを致し、極めて異例の判断ではありますが、敢えて控訴を行わない旨の決定をいたしました。今回の判断に当たって、私は、内閣総理大臣として、また現代に生きる一人の人間として、長い歴史のなかで患者・元患者の皆さんが経験してきた様々な苦しみにどのように応えていくことができるのか、名誉回復をどのようにして実現できるのか、真剣に考えてまいりました。

我が国においてかつて採られたハンセン病患者に対する施設入所政策が、多くの患者の人権に対する大きな制限、制約となったこと、また、一般社会において極めて厳しい偏見、差別が存在してきた事実を深刻に受け止め、患者・元患者が強いられてきた苦痛と苦難に対し、政府として深く反省し、率直にお詫びを申し上げるとともに、多くの苦しみと無念のなかで亡くなられた方々に哀悼の念を捧げるものです。

今回の判決は、ハンセン病問題の重要性を改めて国民に明らかにし、その解決を促した点において高く評価できるものですが、他方で本判決には、国会議員の立法活動に関する判断や民法の解釈など、国政の基本的な在り方にかかわるいくつかの重大な法律上の問題点があり、本来であれば、政府としては、控訴の手続きを採り、これらの問題点について上級審の判断を仰ぐこととせざるを得ないところです。

しかしながら、ハンセン病訴訟は、本件以外にも東京・岡山など多数の訴訟が提起されています。また、全国には数千人に及ぶ訴訟を提起していない患者・元患者の方々もおられます。さらに患者・元患者の方々は既に高齢になっておられます。

こういったことを総合的に考え、ハンセン病問題については、できる限り早期に、そして全面的な解決を図ることが、今最も必要なことであると判断するに至りました。

このようなことから、政府としては、本判決の法律上の問題について政府の立場を明らかにする政府声明を発表し、本判決についての控訴は行わず、本件原告の方々のみならず、また各地の訴訟への参加・不参加を問わず、全国の患者・元患者の方々全員を対象とした、以下のような統一的な対応を行うことにより、ハンセン病問題の早期かつ全面的な解決を図ることといたしました。

一　今回の判決の認容額を基準として、訴訟への参加・不参加を問わず、全国の患者・元患者全員を対象とした新たな補償を立法措置により講じることとし、このための検討を早急に開始する。

二　名誉回復及び福祉増進のために必要な限りの措置を講じる。
　具体的には、患者・元患者から要望のある退所者給与金（年金）の創設、ハンセン病資料館の充実、名誉回復のための啓発事業などの施策の実現について早急に検討を進める。

三　患者・元患者の抱えているさまざまな問題について話し合い、問題の解決を図るための患者・元患者と厚生労働省との間の協議の場を設ける。

らい予防法が廃止されて五年が経過していますが、過去の歴史は消えるものではありません。また、患者・元患者の方々の失われた時間も取り戻すことができるものではありませんが、政府としては、ハンセン病の解決に向けて全力を尽くす決意であることを、ここで改めて表明いたします。

同時にハンセン病問題を解決してゆくためには、政府の取り組みはもとより、国民一人一人がこの問題を真摯に受け止め、過去の歴史に目を向け、将来に向けて努力をしていく事が必要です。私は今回の判決を契機に、ハンセン病問題に関する国民の理解が一層深まることを切に希望いたします。

平成十三年五月二十五日

内閣総理大臣　小泉純一郎

資料Ⅲ　ハンセン病問題に関する決議（第一五一回国会、決議第五号）

去る五月十一日の熊本地方裁判所におけるハンセン病国家賠償請求訴訟判決について、政府は控訴しないことを決定した。本院は永年にわたり採られてきたハンセン病患者に対する隔離政策により、多くの患者、元患者が人権上の制限、差別により受けた苦痛と苦難に対し、深く反省し謝罪の意を表するとともに、多くの苦しみと無念の中で亡くなられた方々に哀悼の誠を捧げるものである。

さらに、立法府の責任については、昭和六十年の最高裁判決を理解しつつ、ハンセン病問題の早期かつ全面的な解決を図るため、我々は、今回の判決を厳粛に受けとめ、隔離政策の継続を許してきた責任を認め、このような不幸をくりかえさないよう、すみやかに患者・元患者に対する名誉回復と救済等の立法を講ずることをここに決意する。

政府においても、患者、元患者の方々の今後の生活の安定、ならびにこれまで被った苦痛と苦難に対し、早期且つ全面的な解決を図るよう万全を期するべきである。

右決議する。

衆議院・参議院

資料Ⅳ　最高裁判所裁判官会議談話

「ハンセン病を理由とする開廷場所指定に関する調査報告書」を公表するに当たり、同報告書に示されたとおりハンセン病に罹患された方々への裁判所による違法な扱いがなされたことにつき、ここに反省の思いを表すものです。

長きにわたる開廷場所の指定についての誤った差別的な姿勢は、当事者となられた方々の基本的人権と裁判というものの在り方を揺るがす性格のものでした。国民の基本的人権を擁護するために柱となるべき立場にありながら、このような姿勢に基づく運用を続けたことにつき、司法行政を担う最高裁判所裁判官会議としてその責任を痛感します。これを機に、司法行政に取り組むに当たってのあるべき姿勢を再確認するとともに、今後、有識者委員会からの提言を踏まえ、諸施策を検討して体制づくりに務め、必要な措置を、速やかに、かつ、着実に実施してまいります。

ハンセン病に罹患された患者・元患者の方々はもとより、御家族など関係者の方々には、ここに至った時間の長さを含め、心からお詫びを申し上げる次第です。

平成二十八年四月二十五日

最高裁判所

■著者紹介

福西征子（ふくにし ゆきこ）

1945年福島県会津生まれ。
1969年福島県立医科大学医学部卒業。
1980年京都大学医学博士。
京都大学小児科および皮膚病特別研究施設を経て、1978年から大島青松園、国立駿河療養所、多磨全生園などの国立ハンセン病療養所勤務。1992年国立療養所松丘保養園副園長、1994年同園長、2013年同名誉園長。
著書に
『ハンセン病療養所1995年～1997年』（樺島咲の筆名で、2003年）
『ハンセン病療養所の現状と将来』（好善社ブックレット、2013年）
『ハンセン病療養所に生きた女たち』（昭和堂、2016年）
『語り継がれた偏見と差別――歴史のなかのハンセン病』（昭和堂、2018年）など。

ハンセン病家族の絆――隔離の壁に引き裂かれても

2018年10月30日　初版第1刷発行

著　者　福西征子
発行者　杉田啓三
〒607-8494 京都市山科区日ノ岡堤谷町 3-1
発行所　株式会社　昭和堂
振込口座　01060-5-9347
TEL(075)502-7500 ／ FAX(075)502-7501
ホームページ http://www.showado-kyoto.jp

印刷　亜細亜印刷

ISBN 978-4-8122-1737-5